# 傅 氏 秘 灸

主编　于天源　傅宾平

中国中医药出版社
·北 京·

**图书在版编目（CIP）数据**

傅氏秘灸 / 于天源，傅宾平主编 . —北京：中国中医药出版社，2016.11（2017.3重印）

中医继续教育系列教材

ISBN 978 – 7 – 5132 – 3697 – 3

Ⅰ . ①傅… Ⅱ . ①于… ②傅… Ⅲ . ①针灸疗法—继续教育—教材
Ⅳ . ① R245

中国版本图书馆 CIP 数据核字（2016）第 245184 号

中国中医药出版社出版

北京市朝阳区北三环东路 28 号易亨大厦 16 层
邮政编码　100013
传真　010 64405750
三河市双峰印刷装订有限公司印刷
各地新华书店经销

开本 710×1000　1/16　印张 17　字数 268 千字
2016 年 11 月第 1 版　2017 年 3 月第 2 次印刷
书号　ISBN 978 – 7 – 5132 – 3697 – 3

定价 75.00 元
网址　www.cptcm.com

如有印装质量问题请与本社出版部调换
版权专有　侵权必究

社长热线　010 64405720
购书热线　010 64065415　010 64065413
微信服务号　zgzyycbs

书店网址　csln.net/qksd/
官方微博　http：//e.weibo.com/cptcm

淘宝天猫网址　http：//zgzyycbs.tmall.com

# 《傅氏秘灸》编委会

# 编写说明

　　随着科学技术的发展，自然、人文、社会、生物、物理、化学等领域的研究成果已被成功运用到医学临床中，于是医学技术飞速发展，医疗设备快速更新，临床中出现了多种多样的检查手段、仪器设备及治疗方法。但现代医学也无时无刻不被一种现象所困扰，那就是在各种疗法治病的同时，往往对人体产生了一定的毒副作用，甚至有时这种副作用所造成的伤害还大于治疗作用。

　　另外，在当今社会物质极大丰富、生活水平不断提高的同时，由于工作生活节奏的加快、身体锻炼的弱化、不健康生活方式危害的袭扰、环境污染的加重等因素，人们的健康也受到极大挑战，亚健康群体日益庞大，心脑血管疾病、代谢疾病（如糖尿病）及恶性肿瘤发病率也呈快速上升趋势，加之社会老龄化，医疗卫生保障事业形势严峻。中医作为中华民族繁衍生息的重要保障力量，在这一历史时刻又被推到前沿，尤其以"绿色环保"及"简便、廉价、效验"为特点的中医技法更是被人们所推崇，成为当前人们调养身心、舒缓压力、祛病强身的重要手段。

　　灸法，是一种不用吃药、不用打针且疗效十分显著的治疗方法，目前这种疗法已传播到了世界很多地方。灸法为中医外治法之一，通过发挥温经散寒、活血通络、回阳固脱、消肿散结等作用，而达到防病治病目的的一种简便有效的治疗方法，几千年来一直应用于临床各科疾病的治疗，对许多顽疾都有独特的防治作用。

　　人们用灸法防治疾病已有数千年的历史，它是中医学宝库中的重要组成部分。我国古典医籍——《黄帝内经·灵枢》中说："针所不为，灸之所宜"，说明灸法有其独到之处。

现代医学研究及实验证明，灸法能够活跃脑部功能，促进新陈代谢，对心脑血管、呼吸、消化、神经、血液、内分泌、生殖等系统的疾病都有明显的正向调节作用。灸法不仅能防病治病，还是居家养生、保健美容的绝佳方法，千百年来一直为医家所推崇，其养生保健机理也为现代科学研究所证实。

灸法一向被人们所重视，在我国流传很广，历代都有许多关于灸法的专科著作。灸法能防病治病，但却无药物之苦口、针刺之伤肤和刀割之伤肌，实为现代人理想的保健治疗方法。

傅氏秘灸是中医经络灸疗技术的一种，属于纯正的中医灸法范畴，乃傅氏家族医术精髓。该技术是以中医经络"通道"的理论为指导，通过通关开穴的方式，结合傅氏秘灸专用配方的外用，通过灸疗疏通经络、调理气血作用，有效清理和祛除"堵"的因素，使经络保持畅通，从而达到祛除疾病、改善体质、维护健康的目的的疗法。自南宋嘉定年间开始，至今已有700多年的家族传承史。被清朝康熙皇帝尊称为"先生"的清廷皇室御医——傅去非，将傅氏秘灸继续发扬光大，尤其擅长治疗各类久治不愈的慢性疑难杂症。同时，傅氏秘灸的养生灸疗在调理各类亚健康症状过程中，常常会收到让人意想不到的神奇效果。

为了传承傅氏灸法，我们编写了这本书，以期为防病、治病、保健养生有所帮助。

本书分为上篇、中篇和下篇三部分。

上篇为基础篇，重点讲述灸法的历史沿革、灸法功效、灸法适应证、灸法禁忌、灸用材料、常用灸法、灸法操作、取穴方法以及灸疗常用穴位等内容。

中篇为治疗篇，重点讲述内科、外科、妇科、伤科疾病的辨证分型及常用灸疗方法。

下篇为傅氏秘灸篇，详细介绍傅氏秘灸的发展源流、理论基础、治疗思路、用药和适应证，突出傅氏秘灸在颈椎病、腰痛，头痛、失眠，胃肠疾病和妇科疾病方面的特色诊疗方法，并以这六类疾病为重点，详细介绍相关疾病的辨证方法和傅氏秘灸特色调理方法。

　　本书力求精练实用，尽量兼顾专业读者、温灸爱好者及患者的需要，可作为灸疗基础入门以及傅氏秘灸学习的工具书。

　　由于编者水平有限，不足之处请广大同仁予以批评指正。同时，我们也希望能以此与同道展开进一步交流，使本书将来再版时不断完善，质量不断提高。

《傅氏秘灸》编委会

2016年9月

# 目　录

## 上篇　基础篇

第一章　灸法基础知识 ································ 3

第一节　灸法历史沿革 ································ 3

一、灸法起源 ································ 3

二、战国时期及汉代 ······················ 4

三、三国两晋时期 ························ 5

四、唐宋元时期 ·························· 6

五、明清时期 ···························· 7

六、新中国成立后 ························ 8

第二节　灸法的功效 ·································· 9

一、温阳散寒 ···························· 9

二、活血散瘀 ··························· 10

三、回阳固脱 ··························· 10

四、消肿散结 ··························· 10

五、防病保健 ··························· 11

六、美容养颜 ··························· 12

第三节　灸法适应证 ································· 12

第四节　灸法的禁忌 ································· 13

一、疾病禁忌 ··························· 13

二、部位禁忌 ……………………………………………… 14

第五节 灸用材料 …………………………………………… 14

一、艾绒 ……………………………………………………… 14

二、其他材料 ………………………………………………… 16

第六节 常用灸法 …………………………………………… 17

一、艾炷灸 …………………………………………………… 17

二、艾条灸 …………………………………………………… 24

三、灯火灸 …………………………………………………… 31

四、天灸 ……………………………………………………… 32

五、黄蜡灸 …………………………………………………… 34

六、桑枝灸 …………………………………………………… 34

七、药捻灸 …………………………………………………… 35

八、药锭灸 …………………………………………………… 35

九、电热灸 …………………………………………………… 35

第七节 灸法操作 …………………………………………… 36

一、灸法的补泻 ……………………………………………… 36

二、施灸顺序 ………………………………………………… 37

三、灸量的掌握 ……………………………………………… 37

第八节 灸疗常用取穴方法 ………………………………… 38

一、体表标志定位法 ………………………………………… 38

二、简便取穴法 ……………………………………………… 39

三、骨度分寸法 ……………………………………………… 39

四、手指同身寸法 …………………………………………… 42

第九节 灸疗常用穴位 ……………………………………… 43

一、手太阴肺经 ……………………………………………… 43

二、手阳明大肠经 …………………………………………… 46

三、足阳明胃经 ……………………………………………… 49

四、足太阴脾经 ……………………………………………… 56

五、手少阴心经 ……………………………………………… 60

六、手太阳小肠经 …………………………………………… 63

七、足太阳膀胱经 …………………………………………… 65

八、足少阴肾经 ……………………………………………… 72

九、手厥阴心包经 …………………………………………… 74

十、手少阳三焦经 …………………………………………… 77

十一、足少阳胆经 …………………………………………… 80

十二、足厥阴肝经 …………………………………………… 85

十三、任脉 …………………………………………………… 88

十四、督脉 …………………………………………………… 90

十五、傅氏秘灸经验穴 ……………………………………… 94

# 中篇　治疗篇

第二章　内科病证 …………………………………………… 101

第一节　肺系病证 …………………………………………… 101

一、感冒 ……………………………………………………… 101

二、喘病 ……………………………………………………… 103

第二节　脾胃系病证 ………………………………………… 106

一、呕吐 ……………………………………………………… 106

二、胃痛 ……………………………………………………… 108

三、腹痛 ……………………………………………………… 111

四、泄泻 ……………………………………………………… 113

五、便秘 ……………………………………………………… 115

第三节　心脑系病证 ………………………………………… 118

一、失眠 ……………………………………………………… 118

二、中风 ……………………………………………………… 120

三、眩晕 ……………………………………………………… 123

第四节　肾系病证 ······························· 125

　　一、水肿 ·································· 125

　　二、癃闭 ·································· 128

第五节　其他病证 ······························· 130

　　一、痿证 ·································· 130

　　二、痹证 ·································· 132

第三章　外科病证 ································ 136

第一节　疮疡及皮肤病 ······················· 136

　　一、风疹 ·································· 136

　　二、牛皮癣 ································ 137

　　三、油风（斑秃）·························· 139

　　四、疣 ···································· 140

　　五、蛇串疮 ································ 142

　　六、疔疮 ·································· 144

　　七、冻疮 ·································· 146

　　八、疖肿 ·································· 148

第二节　其他外科病证 ······················· 150

　　痔疮 ······································ 150

第四章　妇科病证 ································ 153

第一节　月经病 ······························· 153

　　一、痛经 ·································· 153

　　二、闭经 ·································· 155

第二节　妊娠病 ······························· 157

　　一、胎位不正 ······························ 157

　　二、妊娠恶阻 ······························ 158

第三节　产后病 ······························· 159

　　一、恶露不尽 ······························ 159

　　二、产后腹痛 ······························ 161

三、产后血晕 ……………………………………………… 162

四、缺乳 …………………………………………………… 163

第四节　其他病证 ……………………………………………… 165

一、阴挺 …………………………………………………… 165

二、不孕症 ………………………………………………… 166

**第五章　伤科病证** ………………………………………………… 168

第一节　脊椎病 ………………………………………………… 168

一、颈椎病 ………………………………………………… 168

二、腰痛 …………………………………………………… 169

第二节　其他病证 ……………………………………………… 171

一、落枕 …………………………………………………… 171

二、漏肩风 ………………………………………………… 172

# 下篇　傅氏秘灸

**第六章　傅氏秘灸概述** …………………………………………… 177

第一节　傅氏秘灸发展源流 …………………………………… 177

一、起源 …………………………………………………… 177

二、发展状况 ……………………………………………… 178

三、发展前景 ……………………………………………… 179

第二节　傅氏秘灸理论基础 …………………………………… 180

一、经络理论 ……………………………………………… 180

二、作用原理 ……………………………………………… 181

三、灸法分类 ……………………………………………… 182

四、取穴方法 ……………………………………………… 183

第三节　傅氏秘灸调理基本思路和方法 ……………………… 185

一、四季保养 ……………………………………………… 185

二、体质辨识 ……………………………………………… 190

第四节　基本操作步骤和介质、适应证 ┈┈┈┈┈┈ 193

　　一、傅氏秘灸基本操作步骤 ┈┈┈┈┈┈ 193

　　二、傅氏秘灸介质 ┈┈┈┈┈┈ 195

　　三、傅氏秘灸适应证 ┈┈┈┈┈┈ 196

第七章　傅氏秘灸特色调理 ┈┈┈┈┈┈ 197

第一节　妇科病调理 ┈┈┈┈┈┈ 197

　　一、月经不调 ┈┈┈┈┈┈ 197

　　二、痛经 ┈┈┈┈┈┈ 201

　　三、闭经 ┈┈┈┈┈┈ 203

第二节　肠胃病调理 ┈┈┈┈┈┈ 205

　　一、胃脘痛 ┈┈┈┈┈┈ 205

　　二、呕吐 ┈┈┈┈┈┈ 208

　　三、呃逆 ┈┈┈┈┈┈ 210

　　四、慢性泄泻 ┈┈┈┈┈┈ 212

　　五、腹胀 ┈┈┈┈┈┈ 214

　　六、便秘 ┈┈┈┈┈┈ 215

第三节　颈椎病、腰痛调理 ┈┈┈┈┈┈ 217

　　一、颈椎病 ┈┈┈┈┈┈ 217

　　二、腰痛 ┈┈┈┈┈┈ 218

第四节　头痛、失眠调理 ┈┈┈┈┈┈ 221

　　一、头痛 ┈┈┈┈┈┈ 221

　　二、失眠 ┈┈┈┈┈┈ 223

第五节　其他疾病调理 ┈┈┈┈┈┈ 226

　　一、感冒 ┈┈┈┈┈┈ 226

　　二、咳嗽 ┈┈┈┈┈┈ 228

　　三、鼻渊 ┈┈┈┈┈┈ 231

　　四、哮喘 ┈┈┈┈┈┈ 232

　　五、心悸、怔忡 ┈┈┈┈┈┈ 235

六、眩晕 ……………………………………………… 238

七、痹证 ……………………………………………… 241

八、痿证 ……………………………………………… 244

九、癃闭 ……………………………………………… 246

十、阳痿 ……………………………………………… 248

十一、耳鸣、耳聋 …………………………………… 249

# 上篇

## 基础篇

# 第一章　灸法基础知识

灸法起源于远古时期，至今已有几千年的历史，常与针刺并用，合称针灸。灸法在其形成与发展的过程中，灸用材料不断增多，灸疗方法不断革新，治疗范围不断扩大，对其研究日渐加深，理论日臻完善。灸疗以其独特的治疗方法，神奇的治疗效果，越来越被人们所重视。目前，灸疗已成为中医学的重要组成部分，在治疗、防病、保健等方面起着重要作用。

## 第一节　灸法历史沿革

### 一、灸法起源

灸法产生于人类掌握了火的应用之后。人类早在原始社会就开始钻木取火，火给人类带来了温暖，改变了人类的饮食结构。人类在用火取暖或烘烤食物的过程中偶尔难免发生灼伤，结果却发现使原有的病痛减轻或消除，就这样在火的使用过程中人们无意识地发现温热刺激可以治疗疾病，于是人类开始主动用火烧灼皮肤来治疗病痛，灸法从此起源（图1–1）。

《说文解字》曰："灸，灼也"，指出灸疗就是用火烧灼的意思。在殷商甲骨文中，还有表示用火灸下肢的象形文字。

施灸的原料最早为树枝，后来人们发现艾绒具有易燃、燃烧缓慢且稳定的特点，故而将艾绒作为灸法的原料。

我国现存最早记载灸疗的医籍是1973年长沙马王堆汉墓出土的帛书《足臂十一脉灸经》《阴阳十一脉灸经》。这两本医籍是目前发现最早记载灸法的医学文献，据考证，其成书年代早于《黄帝内经》。书中主要论述了人体十一脉的循行、

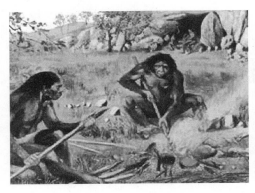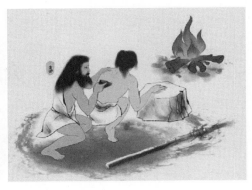

图 1-1　火的应用与灸法起源

主病和灸法。在出土的《五十二病方》中也有灸法、熨法的记载。说明灸法在那个时期已具备了一定的理论基础和临床经验。

## 二、战国时期及汉代

《黄帝内经》成书于战国时代，是我国现存最早的医学理论专著，是对早期中医学的一次大总结，其中就有很多关于灸疗的记载，为灸疗学的发展奠定了基础。《黄帝内经》首先阐述了灸疗产生的原因，《素问·异法方宜论》曰："脏寒生满病，其治宜灸焫。故灸焫者，亦从北方来。"王冰注：火艾烧灼，谓之灸焫。《灵枢·官能》曰："针所不为，灸之所宜。"《灵枢·经脉》曰："陷下则灸之。"这些内容旨在说明灸疗可以补充针刺的不足，涉及灸疗的适应证、禁忌证等多方面。

《黄帝内经》还指出，灸法可补可泻，既治虚证又治实证，并描述了补泻灸法的具体操作。如《灵枢·背俞》曰："以火补者，毋吹其火，须自灭也；以火泻者，疾吹其火，传其艾，须其火灭也。"《素问·骨空论》曰："灸寒热之法，先灸项大椎。"又如《灵枢·癫狂》曰："治癫狂者，灸穷骨二十壮。"均记载了某些疾病的具体灸法。

《左传》中记载了公元前 518 年医缓为晋景公治病时的情景："疾不可为也，病在肓之上，膏之下，攻之不可，达之不及，药不治焉。"这里的"达"指的是针砭，"攻"指的是灸法；《孟子·离娄》曰："今人欲王者，犹七年之病，求三年之艾也。"可见，灸法在春秋战国时期已经相当盛行。

汉代张仲景的《伤寒杂病论》一直被后世尊为辨证论治的准则，书中以内治为主，同时也涉及灸疗。张仲景很重视灸药并用以提高疗效，书中有20余条涉及灸法，其中第117条曰："烧针令其汗，针处被寒，核起而赤者，必发奔豚，气从少腹上冲心者，灸其核上各一壮。"第325条曰："少阴病，下利，脉微涩，呕而汗出，必数更衣，反少者，当温其上，灸之。"他提出对少阴病不论是表阳虚还是里阳虚，都宜灸疗。第115条曰："脉浮热甚，反灸之，此为实。实以虚治，因火而动，必咽燥唾血。"指明了误灸的危害，可见其对灸疗禁忌的重视。

### 三、三国两晋时期

三国时期曹操之子曹翕曾撰集《曹氏灸方》七卷（已佚），《肘后备急方》《千金要方》等对该书内容有所收录。华佗著有《枕中灸刺经》（已佚），善灸术，取穴少而精，其所创华佗夹脊穴至今还在临床广泛应用。

晋代皇甫谧编著的《针灸甲乙经》是我国现存最早的针灸学专著，是根据《素问》《灵枢》《明堂孔穴针灸治要》三部书的内容总结整理而成。书中针刺与灸法并论，他认为："盛则泻之，虚则补之，紧则先刺之而后灸之，代则取血络而后调之，陷下者则从而灸之。陷下者，其脉血结于中，中有着血则血寒，故宜灸。"还指出："络满经虚，灸阴刺阳；经满络虚，刺阴灸阳。"并明确提出了禁灸腧穴，他认为如头维、承光、脑户等穴不可灸，共计26穴。

东晋医家葛洪所撰《肘后备急方》将灸法作为急症、危症的抢救措施，开辟急症抢救用灸之先河。如治疗卒死、霍乱等疾病，书中记载："卒死而张目及舌者，灸手足两爪后十四壮，饮以五毒诸膏散有巴豆者……卒得霍乱先腹痛者，灸脐上一夫十四壮，名太仓，在心厌下四寸，更度之。"都是治疗急症的处方。他的《肘后备急方》记载了医方109条，其中99条是灸方，并首次记载了隔物灸（如隔蒜灸、隔面灸、隔盐灸等）的治疗方法。葛洪的选穴原则是简便实用，采用绳竹等为测量用具，擅长在体表标志处和患病局部施灸。其妻鲍姑是中国古代四位女名医（晋代鲍姑、西汉义妁、宋代张小娘子、明代谈允贤）之一，世传其生长于南粤（广东南海），擅长用灸法治疗赘瘤、赘疣而闻名。

晋隋医家陈延之也推崇灸法，所著《小品方》发展了葛洪的学说。两晋南北朝时期开始使用瓦甑灸，将器械作为灸疗的工具。在南北朝时，南方也盛行灸法，《南史》中有这样的记载："贵贱争取之，多得其验。"

## 四、唐宋元时期

唐代是我国封建社会经济、文化的繁荣时期，灸疗学在这个时期也有了长足的发展。从韩愈的《昌黎先生集》中"灸师施艾炷，酷若猎火围"的诗句可知，唐朝已有专门从事灸疗的灸师。

著名医家孙思邈所著《千金要方》《千金翼方》涉及妇科、儿科、五官科等多科疾病的诸多灸疗内容，他将灸法用于一些热证，如"小儿热满，灸阴都，随年壮；大便下血，灸第二十椎，随年壮；狂邪发无常，披头大呼欲杀人，不避水火者，灸间使，男左女右，随年壮"等。《千金要方》专设"灸例"一节，特别重视取穴尺寸的准确性及灸量的多少，认为："凡点灸法，皆须平直，体无使倾侧。灸时孔穴不正，无益于事，徒破好肉耳。"他注重灸量，认为灸壮可上百；并将药物与药灸相结合，记载了隔蒜灸、豆豉灸、黄蜡灸、隔盐灸、黄土灸等多种隔物灸法；同时对施灸材料也有一定的发展，认为灸法不一定用艾，可用竹茹等代替艾进行灸疗。他用"筒灸"治疗耳病，近代发展为温筒灸。他认为针灸的作用不亚于汤药，灸法与针刺应配合使用，他认为："汤药攻其内，针灸攻其外，则病无所逃矣，方知针灸之功过半于汤药矣。其有须针者，即针刺以补泻之；不宜针者，直尔灸之。然灸之大法，但其孔穴与针无异，若针而不灸，灸而不针，皆非良医也。"由此可见，灸法在当时应用已很普遍。

王焘的《外台秘要》专设"明堂灸法"一章，通篇皆论灸法，倡言"汤药攻其内，以灸攻其外"，且对施灸的方法、材料以及灸法的禁忌等都有较详细的叙述。特别是王氏笃信"针能杀生人，不能起死人""至于火艾，特有奇能""不录针经，唯取灸法""要中之要，无过此术"等，体现出他有重灸轻针的倾向。虽然他的说法不免有些偏颇，但足可见他对灸法的重视。

宋代灸疗论著颇多，推动了灸疗学的进一步发展。宋朝宫廷内灸法比较盛行，宋太祖曾亲自为太宗帝施灸并取艾自灸。宋·王执中《针灸资生经》首次记载了"天灸法"，即利用一些刺激性的药物贴敷于相关穴位使之发疱，如用毛茛灸、斑蝥灸等，这是一类特殊的灸法。

宋·窦材《扁鹊心书》极力推崇烧灼法，每灸数十壮或数百壮。为防治烧灼痛，他采用睡圣散，以曼陀罗为主药进行全身麻醉，这是麻醉药用于灸疗的最早记载。他提出灸法是保健措施，"虽未得长生，亦可保百年长寿"，主张无病时常灸关元、气海、命门、中脘可延年益寿。

灸疗专著还有南宋医家闻人耆年所撰的《备急灸法》。全书记载了 22 种急性疾病的灸疗方法，将灸法作为救人第一法，并附图 17 幅，为临证医家所喜用。在《备急灸法》中介绍的"难产灸至阴"在临床中具有极高的价值。《灸膏肓俞穴法》是南宋庄绰所著灸痨专著，共分为 10 篇，图文并茂，对膏肓俞的部位、取法等做了考证和评论。

元·胡元庆《痈疽神秘灸经》是以灸法治疗痈疽的专书，主张审其受证之经，灸其应证之穴，使气血流畅，隧道疏通，则痈疽自愈。元·窦桂芳辑《针灸四书》，将《太平圣惠方》一百卷内容及《小儿明堂经》抄录在一起，改名《黄帝明堂灸经》刊行。书中收录了大量古人灸疗经验，还提出古人用火灸病忌松木、柏木、竹木、榆木、桑木、枣木、枳木、橘木火等。

金元四大家之一的张从正认为热病不可灸，强调在运用灸法时应分清病性和部位，区分季节，以防犯虚虚实实之戒。刘守真认为灸法有"引热外出"和"引热下行"的作用，实热证也可用灸。朱丹溪认为灸法可以"拔引热毒"，使"阳生阴长"，认为灸法可攻可补，完善了"热证可灸"的理论。元代罗天益著有《卫生宝鉴》，他强调温补脾胃和防治中风宜用灸法，其中"名方类集"和"针法门"着重论述针灸法，书中提到灸中脘、气海、足三里三穴可调理脾胃、培补元气。危亦林所著《世医得效方》中也收集了数十种灸疗处方，如"奔豚抢心不得息，灸中极五十壮""诸虚极，灸膏肓、气海穴，壮数愈多愈妙"等。

## 五、明清时期

灸疗法在明代发展到高潮，研究的问题更加深入。该时期影响较大的医家和著作有徐凤的《针灸大全》，高武的《针灸聚英》，杨继洲的《针灸大成》，汪机的《针灸问对》等，在朱橚等人编的《普济方》中也保存了丰富的灸疗内容。明代灸疗学成就主要体现在以下方面。

其一，发展了灸疗形式，使之更适用于临床。灸法刚开始从用艾炷的烧灼灸法向用艾卷的温热灸法发展，14 世纪开始出现艾卷灸法，后来发展为在艾卷中加入药物进行辨证施灸。明代参照古代树枝灸的方法发明了"桑枝灸"，以及用特制的桃木棍蘸麻油点火后吹灭再趁热垫绵纸熨灸的方法，即所谓"神针火灸"，后来发展为"雷火神针"及"太乙神针"。明初《寿域神方》记载了艾卷灸法。明代还有灯火灸的记载，也有利用铜镜集聚日光作为施灸热源的"阳燧灸"。《针灸逢源》中记载了以多种药物研末和硫黄熔化在一起制成药锭施灸的"隔阳燧锭灸"。

其二，丰富了灸治痈疽的理论及经验。薛己的《外科发挥》擅以灸法治疮疡。另一位外科专家陈实功在《外科正宗·痈疽门》中对痈疽的治疗认为："不论阴阳、表里、寒热、虚实，但当先灸。"并主张灸治痈疽贵有度，贵乎早灸为佳，因其时正气不虚，易借艾火以托毒外出。

其三，出现了灸疮护理及晕灸处理的专论。如龚廷贤《寿世保元·卷十》中均有论述。

其四，重视灸法的养生保健作用。张景岳的《类经图翼》以及龚廷贤的《寿世保元·卷十》认为灸法可以"补诸虚，祛百病，益寿延年"。

清代医家重药而轻灸，灸疗渐入低谷。该时期灸疗专著有吴亦鼎的《神灸经纶》，该书介绍了多种疾病的灸法以及一些特殊灸法，如黄蜡灸、豆豉灸等。《采艾编翼》（作者不详）强调灸法与针刺、药物并用。吴谦所著《医宗金鉴》也很注重灸法，其"刺灸心法要诀"用歌诀的形式表达刺灸内容。陈延铨的《罗遗编》介绍了奇穴施灸。李学川的《针灸逢源》在灸法治疗外科疾病方面有很大贡献。廖润鸿的《针灸集成》及魏之琇的《续名医类案》关于灸法的论述，对后世都很有指导意义。

## 六、新中国成立后

新中国成立后，党和政府十分重视中医学的发展，出现了不少新的灸疗方法，扩大了灸法的治疗范围。1951 年卫生部直属的针灸疗法实验所成立，该所到 1955 年成为中医研究院针灸所（现中国中医科学院针灸所）。1986 年中国针灸学会针法灸法研究会正式成立。近些年来，在国家政策支持下，在国际崇尚自然疗法趋势的影响下，灸法研究成果层出不穷，已从对灸疗临床疗效观察、古医籍整理方面，转移到灸法原理的实验研究、灸疗器具创新上来。

灸法从远古流传到今天经久不衰，除了显著的疗效外，还与其低廉的成本、取材的方便、操作的简单和无明显的毒副作用有很大的关系。灸法使用的主要材料是用艾叶加工制成的艾绒。艾是多年生草本植物，在我国各地都有出产，尤其是在广大的农村，田间地头、房前屋后均可种植，根本不需花钱去买。而且艾这种植物一旦种植便自生自长，不需要年年下种，更不需要精耕细作，老百姓可随手采来，极为方便。艾灸操作简单，不需要长期的专业培训。艾灸治病不仅疗效显著，而且无毒副作用，有病治病，无病防病，又可健身，是一种纯天然的治疗方法，因而千百年来一直受到人们的喜爱。近年来，灸法又有了新的用途，成为流行的美容方法之一。

集治病、保健、美容三大作用于一体的灸法，在提倡自然疗法的今天，备受世人的关注。随着我国人民生活水平的提高，人们的保健意识日益增强，灸法作为一种行之有效的保健方法，已经走进了寻常百姓家。

# 第二节　灸法的功效

## 一、温阳散寒

凡致病具有寒冷、凝结、收引特性的外邪，称为寒邪。灸法属于温热疗法，温热可以驱散寒气、消解寒冷。《素问·调经论》曰："血气者，喜温而恶寒，寒则泣不能流，温则消而去之。"这句话的意思是说，人体的血气喜温热、怕寒冷，如果寒冷侵袭人体，气血就会凝滞，流通不畅。如果气血流通不畅，就会引起疼痛。所以中医有"通则不痛，不通则痛"的说法。如果寒气侵袭人体，导致气血循环受阻，引起疼痛或其他疾患，可用温热的方法予以消散。

《内经》中提出用温热驱散寒邪（寒者热之）是很有道理的。灸疗是热疗方法之一，可以用来驱散寒邪，艾灸常被用来治疗因寒邪所致偏于阳虚的各种病证，如脘腹冷痛、久痢、久泻以及寒性痛经等症。这些病证因寒气所引起，用艾灸治疗是以热驱寒，寒去则身体自安。

## 二、活血散瘀

当寒冷之气侵袭人体时，气血会因寒而凝，运行不畅，气血运行的通道就会受阻。如果发生这种情况，就会引发疼痛，正所谓"不通则痛"。治疗时我们就可以采用灸疗的方法。灸疗通过温热刺激温通经络，驱散侵入体内的寒邪；一旦寒邪被驱散，经络疏通，气血就会恢复正常的循环流动，病痛随之消除，正所谓"通则不痛"。

灸疗之所以能活血散瘀，除了热刺激这个因素外，还与不同灸法的性质有很大关系。如艾灸的材料艾绒味辛而性温，可温经散寒；此外，艾叶的药力可借助于火力深入透达肌肉深层，一直通达关节中，这种治疗作用是其他草药所不及的。在中医临床上，艾灸常用于治疗因寒湿而引起的疼痛，如因受寒气而引起的肩周炎、腰痛、坐骨神经痛及四肢关节疼痛等。

## 三、回阳固脱

中医认为"阴平阳秘，精神乃治"，只有阴阳平衡，人的生命活动才能得以正常进行。如果人体阳气大量耗散，必然危及生命。通过灸疗的温热刺激，不但可以驱散寒邪，而且能阻止阳气的消散，具有回阳固脱的功效。

《扁鹊心书》指出："若四肢厥冷，六脉微细者，其阳欲脱也，急灸关元。"也就是说，由阳气虚脱所引起的四肢冰冷、脉搏微弱，属阳气将消散殆尽的病证，可以通过在关元穴位上施灸进行紧急治疗。

张仲景在他所著的《伤寒论》中也提出，对于痢疾伴有手足冰冷、脉微欲绝的病人，可以用灸法予以治疗。同时，对于因阳气虚脱而出现大汗淋漓、四肢厥冷、脉微欲绝（阳气虚脱证）的患者，灸法也能起到回阳固脱的作用。比如在临床实践中，中医常采用灸法治疗遗尿、脱肛、阴挺、崩漏等病证。采用灸法治疗这些疾病时，疗效一般都比较理想、稳定。

## 四、消肿散结

"瘀"指瘀积不通，多由寒邪而致，灸能散寒，故能消瘀；"结"指的是由于气血瘀滞形成的结块，一般也可通过温化来消解。

对于"瘀"和"结"的形成及其治疗方法,《素问·调经论》认为,如果寒冷之气侵袭人体,便可导致气血的流通不畅,从而引起瘀滞;瘀滞时间过长便可结块,而灸法通过其温热作用能疏通经络、温通气血、消瘀散结。在临床治疗中,灸法多用于治疗乳痈初起、瘰疬、手术后刀口周围形成的包块以及寒性疖肿未化脓者。

### 五、防病保健

灸法不仅能治疗疾病,而且可以预防疾病。古人已经认识到了灸疗的保健和预防作用,并且在医疗实践中进行了广泛的推广和应用。民谚常说的"要想身体安,三里常不干",是指经常灸足三里穴可以起到保健和预防疾病的作用。这一点已被现代科学研究所证实。

现代研究表明,灸法能提高人体自身的免疫力,对人体的各个系统都有不同程度的良性调节作用。中医学认为,无病自灸能提高人体的正气,增强抗病能力。这就是"正气存内,邪不可干"的道理所在。一般认为,无病自灸一些特定的穴位能使人精力充沛、体魄强健、心情愉悦、延年益寿,起到防病保健的作用。

《扁鹊心书》说:"人于无病时常灸关元、气海、命门、中脘,虽未得长生,亦可保百余年寿矣。"就是说在平时没有生病的情况下,经常灸关元、气海、命门、中脘这4个穴位,虽然不能保你长生不老,但可使你长命百岁,健健康康地度过一生。

对于保健灸的灸量,《扁鹊心书》根据年龄做了具体的规定:"人至三十,可三年一灸脐下三百壮,五十可两年一灸脐下三百壮,六十可一年一灸脐下三百壮。""壮"是施灸的一个计量单位,一般将燃烧一个枣核大小、做成锥体状的艾炷称为"一壮"。根据扁鹊的说法,为了保健,三十岁的人每三年在肚脐下面的关元穴上灸三百壮,五十岁的人每两年在肚脐下的关元穴灸三百壮,六十岁的人每年在肚脐下的关元穴灸三百壮。这个限量并不是一成不变的,往往要根据个体的实际具体施行,不可生搬硬套。

孙思邈是唐代最杰出的医家之一,因其医技高超、医德高尚,被尊称为"药王"。对于预防疾病,孙思邈在他著名的《千金要方》中指出:"凡人吴蜀地游宦,体上常须两三处灸之,勿令疮暂瘥,则瘴疬、温疟、毒气不能着人,故吴蜀多行灸法。"就是说，凡是要到吴、蜀两地去的人，应该经常在自己身体的两三处施灸，这样可以预防瘴气、疟疾、毒气等的侵害。

目前在临床上常灸足三里、大椎等穴位预防感冒，收效甚佳。

## 六、美容养颜

晋代著名女医家鲍姑认为，灸法"不独愈病，且并获美艳"。就是说灸法不仅仅能治疗疾病，而且能使人光彩照人，即达到美容的效果。其实，所谓艾灸的"美容"作用与我们平时理解的"美容"方式是不同的，它指的是采用艾灸治疗诸如扁平疣、黄褐斑、痤疮、面瘫、面肌痉挛等疾病，以恢复人体正常的体态和容颜。当颜面部有扁平疣、黄褐斑及痤疮时，容貌就会受到影响，灸疗消除这些斑点后，自然就变丑为美了。面瘫或面肌痉挛也会严重影响人的美观，通过灸法治愈了这些疾患，容貌恢复端庄之态，也就化丑为美了。这就是艾灸美容的含义所在。

现代研究表明，艾灸能提高人体的免疫力，促进人体的血液循环，从而可使皮肤光滑润泽、致密而富有弹性。这也是艾灸美容的一个方面。

# 第三节　灸法适应证

关于灸法治病，《内经》中早就提出，并认为它与针刺治病一样重要，而且往往能弥补针刺治病的不足，"针所不为，灸之所宜"，正是强调了灸法的重要性。然而，目前临床医生普遍存在重针轻灸的错误观点，他们认为灸法治病范围狭窄，阴虚实热之证均不宜灸。那么，灸法治病的适应证到底有哪些呢？

对于灸法治病的适应证，《针灸聚英》做了这样的说明："一则沉寒痛冷，二则无脉知阳绝也，三则腹皮急而阳陷也，皆灸所宜也。"而《神灸经纶》对灸法更为推崇："灸取于火，以火性热而至速，体柔而用刚，能消阴翳，走而不守，喜入脏腑，取艾之辛香作炷，能通十二经、入三阴、理气血以治百病，效如反掌。"《红炉点雪》则说："火有拔山之力。""若病欲除根，则一灸胜于药力多矣。"这些都强调了灸法的作用。

但是，对于阴虚实热之证，许多医家皆主张不宜灸，恐艾灸有劫阴之弊而使阴虚者更虚，恐艾条之热性而使实热之证更甚，从而犯"虚虚实实"之戒。但也有人认为寒热虚实均可灸之。如《红炉点雪》还说："灸法去病之功难以枚举，凡寒热虚实，轻重远近，无往不宜。"《医学入门》也持同样的观点："寒热虚实，均能灸之。"并且解释说："虚者灸之，使火气以助元气也。实者灸之，使实邪随火气而发散也。寒者灸之，使元气之复温也。热者灸之，引郁热之气外发。"《圣济总录》也说："肿内热气被火夺之，随火而出也。"由于灸能助阳，阳出则阴长，"阳在外，阴之使也；阴在内，阳之守也"，因此对于阴虚之证亦可治之，这与甘温除大热同出一理。

这些阴虚实热之证用艾灸治疗不仅是理论上的探讨，而且还出现在许多古医籍的案例中，如《世医得效方》及《千金方》皆有"治胃中热病，灸三里三十壮"等实例的记载。

此外，灸法的另一个特点就是能起预防保健的作用。《千金方》说："凡人吴蜀地游宦，体上常须三两处灸之，勿令疮暂瘥，则瘴病、温疟、毒气不能着人。"后人也有"若要安，三里莫要干"之语。《扁鹊心书》特别注意保健灸法，说："人于无病时常灸关元、气海、命门、中脘，虽未得长生，亦可保百余年寿矣。"临床实践也证实了艾灸的保健防病作用。

现代医学研究表明，人体经络是一条高温线，是传热性较好的通道。艾灸治疗时，热量沿着经络传导的距离更远，而人体组织受热后，毛细血管中的血液温度也随之升高，血液黏度降低，流速增大，治疗疾病自然可获得良好疗效。当然，由于灸法可能对局部皮肤产生损伤，故面部及血管附近不宜灸。

综上所述，灸法不仅可治疾病的各种证型，而且还可用于预防保健，所以我们不应该重针轻灸，而应针灸并重。

# 第四节　灸法的禁忌

## 一、疾病禁忌

灸疗主要适用于虚证、寒证和阴证。对于热证，由于灸疗属于温热刺激，容易加重热证的表现，须谨慎采用灸法。对于阴虚证，虽然古书中有关于灸疗的记载，但为防止虚虚实实之戒，通常不采用灸疗。因此，实证、热证的患者应当慎重选用灸法。一般情况下，灸疗容易益阳伤阴，因此对阴虚、阴虚阳亢的病人一般不宜用灸法，比如阴虚肺痨、阴虚阳亢的头痛、中风闭证等皆不宜施灸。《伤寒论·辨太阳病脉证并治》说："微数之脉，慎不可灸，因火为邪，则为烦逆，追虚逐实，血散脉中，火气虽微，内攻有力，焦骨伤筋，血难复也。"说明灸法如果使用不当，同样可以产生不良后果。

## 二、部位禁忌

1. 面部、阴部和有大血管的部位不宜直接灸。
2. 孕妇的腹部和腰骶部不宜施灸。
3. 肌腱浅表的部位不宜直接灸。

# 第五节　灸用材料

灸法主要使用的材料是用艾叶加工制成的艾绒，这就是为什么我们将灸法称为"艾灸"的原因。由艾叶加工而成的艾绒一般被做成艾炷、艾条，以供不同方式的灸治使用。灸用材料除了艾绒之外，还有许多其他材料，以下详细介绍。

## 一、艾绒

艾属于多年生草本植物，其叶的形状就像菊花的叶子，表面为深绿色，背面为灰色且有茸毛。艾虽然全国各地均可出产，但一般以湖北蕲州（今之蕲春）出产的艾绒（图1-2）为最佳，称为"蕲艾"。艾绒之所以能治疗疾病、预防疾病，这与其性能有密切的关系。明代著名医家李时珍在他所著的《本草纲目》中称"艾叶能治百病"。"百病"是一个笼统的说法，就是说艾叶可以用来治疗很多疾病。

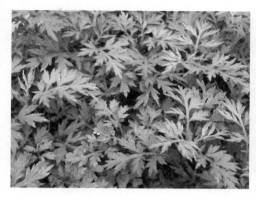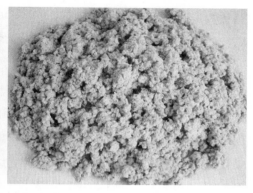

图 1-2　艾叶与艾绒

　　关于艾叶的性味和作用，《本草从新》有这样的记载："艾叶苦辛，性温，熟热，纯阳之性，能回垂绝之阳，通十二经，走三阴，理气血，逐寒湿，暖子宫……以之灸火，能透诸经而除百病。"这是说艾叶的味道是辛辣和苦涩的，性质上是温热的，能防治阳气的虚脱和衰微。因为艾叶具有这样一些特点，它可以温通人体的十二条经脉，振奋阳气，透阳达阴，调理气血，驱除侵入人体的寒湿之邪，温暖子宫。正因为如此，艾灸可以用来治疗各种疾病，并且取得良好的疗效。中医长期的临床实践也证明，艾灸的确可以用来治疗和预防很多常见病。

　　《神灸经纶》对艾灸的作用也有详细的论述，如"夫灸取于人，以火性热而至速，体柔而用刚，能消阴翳，走而不守，善入脏腑。取艾之新香作炷，能通十二经、入三阴、理气血以治百病，效如反掌。"就是说艾灸的作用就如同火一样温热且传导迅速。艾绒外形柔软，作用却峻烈。因其性善走审，所以能驱除寒湿、消解瘀结。灸法虽同外治法，但其作用却能由表达里、深入脏腑，故而能治疗很多疾病。

　　艾叶的采集有一定的季节要求。这是我国劳动人民及历代医家在长期的临床实践中观察和总结出来的。每年的五月是采集艾叶的最好时节，我国民间至今还保留着端午节采集艾叶以辟邪的习俗。新鲜艾叶肥厚质嫩，有浓郁的清香之味，老百姓将其采来后插在门轴之上，以祛除病邪之气。这虽然是一种古老的民俗，但也有一定的科学道理。

　　艾绒的加工有一定的程序。新艾叶被采集之后放置在日光下曝晒，干燥后再放入石臼中捣碎，筛去杂梗和泥沙，要反复晒、捣筛多次，直至成黄绿色洁净细软的艾绒。艾叶之所以要加工成细软的艾绒，是因为晒干捣碎的艾绒有两个优点：一是艾绒便于搓捏成大小不同的艾炷，捣碎成细软的艾绒易于燃烧和施灸；二是艾绒燃烧时热力比较温和，但能直达较深的部位。

艾绒还有等级的不同。根据加工程度的不同，艾绒可分为粗、细几种等级。治疗时，医者可根据病人的具体情况选用不同等级的艾绒来施灸。一般来说，直接灸用细艾绒，间接灸可用粗艾绒。质量较差的艾绒质地粗糙生硬，常不易加工成致密的艾炷和艾条；如果用这样的艾炷和艾条施灸，燃烧时常易爆散脱落而灼伤皮肤，比较危险。如果限于条件，没有精细的艾绒，只能使用质地粗糙的材料时，一般仅限于使用艾灸器施灸，就是将粗糙的艾绒放置在艾灸器上，而不是直接放置在皮肤上，这样就能防止燃烧过程中艾绒爆散对皮肤造成伤害。

就作用而言，艾绒以陈旧者为好，所以中医有使用"三年陈艾"治疗疾病之说。关于这一点，《本草纲目》也有论述，如"凡用艾叶，须用陈久者，制令细软，谓之熟艾；若生艾灸火则易伤人肌肤"。《本草纲目》的这段话提出了艾分"生""熟"之说，它认为治疗所用的艾叶以陈者为佳，且要制成细软的艾绒。用陈艾做成的细软艾绒称为熟艾；而用当年所产的新艾叶制作的艾绒称为生艾，其火力强而不柔，容易损伤皮肤。从临床实践来看，这种说法是完全正确的。

艾绒制好以后，平时应储藏在干燥的容器内，防止潮湿、霉烂，每年夏季天气晴朗时要重复曝晒几次。重复曝晒既能预防潮湿霉烂，又能增强其温热之性。

## 二、其他材料

除了艾绒之外，灸疗常用的材料还有灯心草、竹茹、桑枝、黄蜡、毛茛、硫黄、朱砂等。

灯心草味甘性微寒，内服可清心利尿、降火通淋，外用可用于灯火灸。古代人常常蘸油点燃它，然后施灸。

竹茹为禾本科植物淡竹茎秆除下外皮后的中间层，味甘性凉，内服可清热化痰、凉血止吐，外用可做灸炷。

桑枝为桑科植物的嫩枝，味苦性平，内服可祛风湿、利关节、行水气，治风湿痹痛等；外用桑枝灸可治疮疡。

黄蜡为蜜蜂科昆虫中华蜜蜂等分泌的蜡质，经精制而成，味甘淡平无毒，能生肌解毒定痛。黄蜡灸可治狂犬病狗咬伤。

　　毛茛为毛茛科植物毛茛的全草，鲜用性温味辛有毒，治骨结核、关节结核、支气管哮喘、瘰疬及阴疽肿毒等。

　　硫黄为自然元素类硫族自然硫或含硫矿物经加工制得品。外用可解毒杀虫、疗疮，内服可补火助阳通便，常与朱砂或生姜一起用于灸疗。

　　朱砂为硫化物类矿物，有清心镇惊、安神解毒作用。外用于灸法时常与硫黄一起使用，用于硫朱灸疗法。

　　其他植物药常用的有附子、羌活、细辛、白芷、山奈、干姜等。

# 第六节　常用灸法

　　灸法可分为艾灸类和非艾灸类。顾名思义，艾灸类的灸料主要是艾绒，常见的艾灸法有艾炷灸和艾条灸；非艾灸类是指采用除艾绒以外的材料作为灸料的一类方法，非艾灸类包括灯火灸、天灸、黄蜡灸、桑枝灸、药锭灸、电热灸等。

## 一、艾炷灸

　　艾炷灸是将艾炷（图1-3）直接或间接置于穴位上施灸的方法。艾炷的制作方法是：将艾绒用拇、食二指搓成纺锤状，再以拇、食、中三指捏紧置于平板上用力压紧，即成艾炷。艾炷上尖下圆，呈圆锥形，分为大、中、小三种，大艾炷如蚕豆大，中艾炷如枣核大，小艾炷如麦粒大。

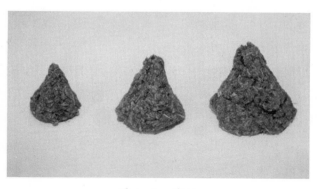

图1-3　艾炷

每烧一炷称为一壮，施灸的壮数与艾炷大小应根据病情需要、施灸部位和方法，以及病人体质情况灵活掌握。一般来说，体质强壮者宜用大艾炷，壮数多；体质虚弱者宜用小炷，壮数少。阳虚、寒证宜用大艾炷，壮数多；阴虚、热证宜用小艾炷，壮数少。肌肉丰厚处宜用大艾炷，壮数多；肌肉菲薄处宜用小艾炷，壮数少。头面部宜用小艾炷，壮数少；躯干部宜用大艾炷，壮数多。

**1. 直接灸** 直接灸是将艾炷直接放在穴位皮肤上施灸的一种方法。根据灸后对皮肤刺激程度的不同，分为瘢痕灸和无瘢痕灸。若施灸时需将皮肤烧伤化脓，愈后留有瘢痕者，称为瘢痕灸；若不使皮肤烧伤化脓，不留瘢痕者，称为无瘢痕灸。直接灸直达病灶，给病证相对应的穴位以更强的刺激，作用比一般的灸法要强。

（1）瘢痕灸：又名化脓灸。施灸时先在所灸腧穴部位涂以少量的大蒜汁，以增加黏附和刺激作用，然后将大小适宜的艾炷置于腧穴上，用火点燃艾炷施灸。每壮艾炷必须燃尽并除去灰烬后方可继续易炷再灸，待规定壮数灸完为止。施灸时由于火烧灼皮肤，可产生剧痛，此时可用手在施灸腧穴周围轻轻拍打，借以缓解疼痛。在正常情况下，灸后1周左右施灸部位化脓形成灸疮，5～6周左右灸疮自行痊愈，结痂脱落后留下瘢痕。临床上常用于治疗哮喘、肺结核、瘰疬等慢性疾病。

（2）无瘢痕灸：施灸时先在所灸腧穴部位涂以少量的凡士林，以使艾炷易于黏附，然后将大小适宜的艾炷置于腧穴上点燃施灸，当灸炷燃剩2/5或1/4而患者感到微有灼痛时，即可易炷再灸。若用麦粒大的艾炷施灸，当患者感到有灼痛时，医者可用镊子柄将艾炷熄灭，然后继续易位再灸，按规定壮数灸完为止。一般应灸至局部皮肤微红而不起疱为度。因其皮肤无灼伤，故灸后不化脓，不留瘢痕。一般慢性虚寒性疾患均可用此法。

**2. 间接灸** 间接灸也称隔物灸、间隔灸，即利用其他药物将艾炷和穴位隔开施灸的一种方法。这样既可避免灸伤皮肤而致化脓，还可借间隔物之药力和艾的特性发挥协同作用，取得更大的治疗效果。该法种类很多，被广泛应用于内、外、妇、儿、皮肤、五官等科疾病的治疗中，有着较好疗效。按照衬隔物品的不同，它又分为许多不同灸治方法，常见的间接灸有隔姜灸、隔蒜灸、隔盐灸和隔药饼灸。

（1）隔姜灸：关于隔姜灸，在明·杨继洲的《针灸大成》即有记载："灸法用生姜切片如钱厚，搭于舌上穴中，然后灸之"。之后在明·张景岳的《类经图翼》中有关于治疗痔疾的记载："单用生姜切薄片，放痔痛处，用艾炷于姜上灸三壮，黄水即出，自消散矣"。在清代吴尚先的《理瀹骈文》和李学川的《针灸逢源》等书籍中亦有载述。由于其取材方便，操作简单，已成为现代最常用的隔物灸法之一。现代的灸治方法与古代大体相同，亦有略加改进的，如在艾炷中增加某些药物或在灸片下面先填上一层药末，以加强治疗效果。

　　隔姜灸操作方法如下：选新鲜老姜，沿生姜纤维纵向切成厚 2～3mm 的姜片，大小可根据穴区所在部位和选用的艾炷大小而定，中间用三棱针穿刺数孔，放在施灸的穴位上，上置艾炷，用线香点燃艾炷施灸（图 1-4）。如病人施灸过程中感觉局部有热痛感，可将姜片连同艾炷向上略略提起，稍停顿片刻后放下再灸，以局部皮肤潮红湿润为度。待艾炷燃尽后，用镊子夹去燃烧的灰烬放入托盘中。夹取过程中注意动作要轻微，以防灰烬掉落烫伤患者皮肤。一般每次选 2～3 穴，每穴灸 2～3 壮，可根据病情反复灸治。

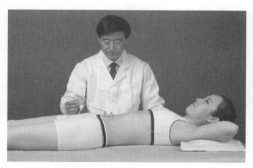
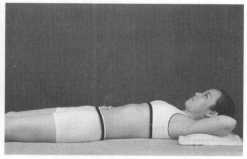

（A）

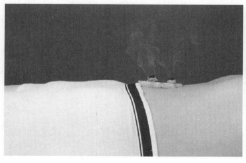
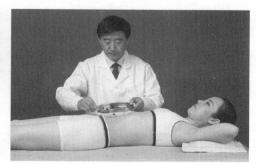

（B）

图 1-4　隔姜灸

　　本法适用于因寒而致的呕吐、泄泻、腹痛、风寒湿痹、阳痿、痛经、周围性面神经麻痹等。

　　（2）隔蒜灸：隔蒜灸可分为隔蒜片灸和隔蒜泥灸两种，主要用治痈疽肿痛之症，具有拔毒、消肿、定痛的作用。《肘后备急方》中记载灸肿令消法："取独颗蒜横截厚一分，安肿头上，炷如梧桐子大，灸蒜上百壮。"

　　古人主要用于治疗痈疽。宋代医家陈言在所撰《三因极一病证方论》卷十四中有较详细的论述：痈疽初觉"肿痛，先以湿纸复其上，其纸先干处即是结痈头也……大蒜切成片，安其头上，用大艾炷灸其三壮即换一蒜，痛者灸至不痛，不痛者灸至痛时方住。"该书还提到另一种隔蒜灸法，即隔蒜泥饼灸："若十数作一处者，即用大蒜研成膏作薄饼铺头上，聚艾于饼上灸之。"在明·《类经图翼》中又作进一步的发挥："设或疮头开大，则以紫皮大蒜十余头，淡豆豉半合，乳香二钱，同捣成膏，照毒大小拍成薄饼，置毒上铺艾灸之。"后发展成隔蒜药饼灸法。具体操作方法如下。

　　①隔蒜片灸：取新鲜独头紫皮大蒜，切成 1～3mm 厚的蒜片，用三棱针于中间穿刺数孔，放于穴位或患处，将艾炷置于蒜片上，用线香点燃艾炷（图1-5）。施灸过程中若患者感觉局部有热痛感，可将蒜片连同艾炷向上略略提起，稍停顿片刻放下再灸，至局部皮肤潮红湿润为度。待艾炷燃尽后，用镊子夹去燃烧的灰烬放入托盘中，夹取过程中注意动作要轻微，以防灰烬掉落而烫伤患者皮肤。每灸 3～4 壮后可更换蒜片，继续灸治。

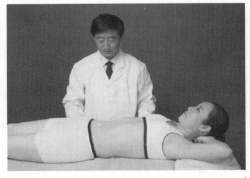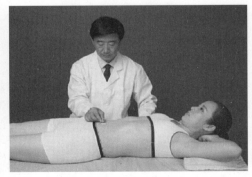

（A）

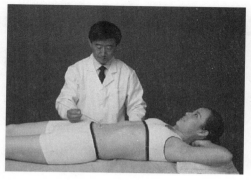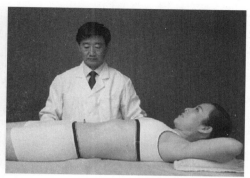

（B）

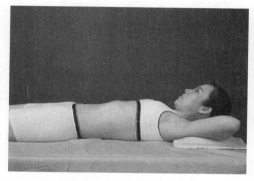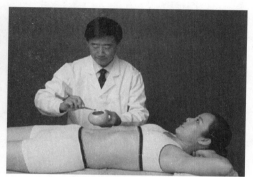

（C）

图 1-5　隔蒜灸

②隔蒜泥灸：施灸方法与隔蒜片灸相似。取新鲜大蒜适量，捣如泥状，放于穴位或患处，上置艾炷点燃灸之。另外，可将蒜泥平铺于脊柱上（自大椎穴至腰俞穴），宽约 2cm，厚约 5mm，周围用桑皮纸封固。灸大椎、腰俞穴数十壮，以灸至患者口鼻内觉有蒜味为度。此法称之为长蛇灸。

现代在灸治方法上基本上沿袭古代，有医者将其发展为铺灸；在治疗范围上则有所扩大，如用以治疗肺结核及疣等皮肤病。

（3）隔盐灸：是指用纯净干燥的食盐填平脐窝、上置大艾炷施灸的方法（图 1-6）。因本法只用于脐部，故又称神阙灸。本法最早记载于《肘后备急方》，用以治疗霍乱等急症。后世的医籍《备急千金要方》《千金翼方》及元·危亦林的《世医得效方》等都有介绍。现代在施灸的方法上有一定改进，如在盐的上方或下方增加隔物；治疗的范围也有相应的扩大，已用于多种腹部疾病及其他病证的治疗。

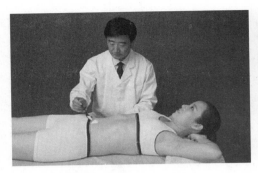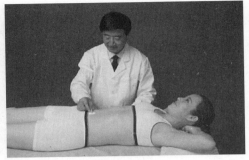

（A）

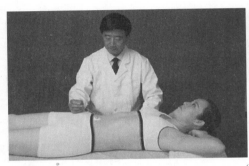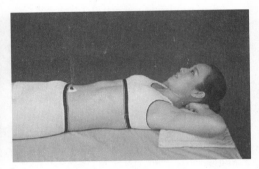

（B）

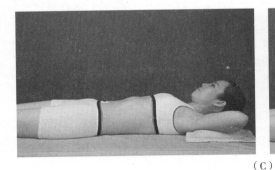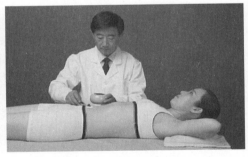

（C）

图 1-6　隔盐灸

　　隔盐灸具体操作方法：嘱患者仰卧，暴露脐部。取纯净干燥之细白盐适量，可炒至温热，纳入脐中，使之与脐平。如患者脐部凹陷不明显者，可预先置脐周一湿面圈，再填入食盐。如需再隔其他药物施灸，一般宜先填入其他药物（药膏或药末），再放盐。然后将艾炷置于其上，用线香点燃艾炷施灸，至患者稍感烫热即更换艾炷。为避免食盐受火爆裂烫伤，可预先在盐上放一薄姜片再施灸。一般灸 3～9 壮，但对急性病证则可多灸，不拘壮数。

本法有回阳、救逆、固脱之功，多用于急性寒性腹痛、吐泻、痢疾、小便不利、中风脱证等。

（4）隔药饼灸：隔药饼灸（图1-7）可分为两类，一类为单味中药或加1～2味辅助中药研末制作而成，如隔附子饼灸；另一类是指将复方中药煎汁后加入少量赋形剂制成小饼，并隔此药饼用艾炷灸或艾条灸的一种间接灸法。

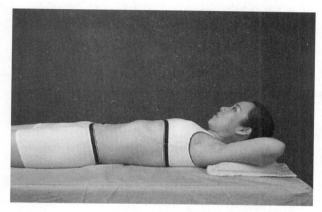

图1-7　隔药饼灸

隔药饼灸起自何时已不可考，据明代袾宏《竹窗随笔》载："近有僧行灸法者，其法和药做饼，置艾炷于其上而燃之，云治万病。此不知出自何书，传自何人。"古代药饼多取用辛温芳香药物制成，以起到温中散寒、行气活血的作用。发展到现代，无论是药物的组成、施灸的方法还是治疗的范围等都有了较大的发展。从临床实践来看，因药饼所含的药物成分不同，所取的穴位不同，治疗的疾病也不同。但其机理尚有待进一步深入研究。

药饼制作方法可分为三类，即药汁浓缩法、研末调和法和研末混合法。

①药汁浓缩法：按配方称取各味中药，加水适量煎汤，去渣，再以文火浓缩至一定量，加入赋形剂（亦可根据要求，部分药物煎汁浓缩，部分药物研末成粉，二者混合调匀后加入赋形剂）后用特制的模具压成薄饼。

②研末调和法：配方称取药物，研成极细末，装瓶密封备用。用时根据临床需要临时用调和剂调和，再用特制的模具压成药饼。目前常用的调和剂有醋、酒、乙醇、姜汁、蜂蜜等。

③研末混合法：先按上法研成极细末备用，临用时根据病情可分别选用大

蒜、嫩姜、葱白等其中之一，与药粉各取适量一齐捣烂，用模具压成药饼。

临床应用时根据病证选用药饼。隔药饼灸多取经穴，亦可用阿是穴；可只取单穴，亦可多穴同用。应用时将药饼置于穴位上，用中艾炷或大艾炷隔饼灸疗，患者觉烫时可略作移动，壮数多少据病情而定。灸疗过程中如药饼烧尽，可易饼再灸。

隔药饼灸近年来应用颇为广泛，且多用于疑难病证的治疗，如骨质增生、脊髓空洞症、冠心病、慢性非特异性溃疡性结肠炎、小儿硬皮病、胃下垂、软组织损伤、足跟痛、过敏性鼻炎等。另外，还用于保健与抗衰老。

## 二、艾条灸

艾条灸又称艾卷灸，是将艾条点燃后置于腧穴或病变部位上进行熏灼的方法。一般分为悬起灸和实按灸两大类。

**1. 悬起灸**　悬起灸是手持艾条悬于穴上施灸的方法，分为温和灸、雀啄灸和回旋灸三种。一般每次灸至皮肤温热潮红为度。

（1）温和灸：是将艾条燃烧的一端与施灸部位的皮肤保持2寸左右距离，使患者有温热感而无灼痛的一种方法（图1-8）。

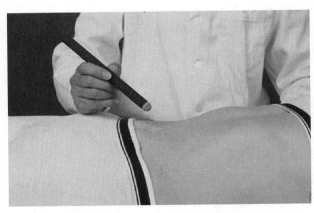

图1-8　温和灸

其操作方法是将艾卷一端点燃，对准应灸腧穴部位或患处，在距离皮肤2cm左右施灸，使局部有温热感而无灼痛为宜。一般每穴灸10分钟左右，灸至皮肤微红为度。

温和灸可用于治疗慢性气管炎、冠心病、疝气、胎位不正及其他多种慢性病，还常用于保健灸。

（2）回旋灸：回旋灸又称熨热灸，是指将燃着的艾条在穴位上方作往复回旋移动的一种悬起灸法（图1-9）。本法能施以较大范围的温热刺激，适用于风湿痛、神经麻痹等。回旋灸所用的艾条一般以纯艾条即清艾条为主，近年来临床上也有用药艾条施灸的案例，取得了良好的疗效。

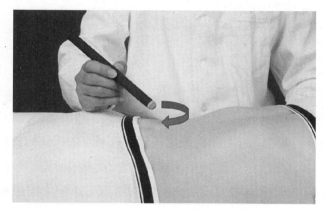

图 1-9　回旋灸

回旋灸的操作方法有两种：一种为平面回旋灸，是将艾条点燃烧端先在选定的穴区或患部施灸，至局部有灼热感时即在此距离作平行往复回旋灸法。每次灸 20 分钟左右，视病灶范围可延长灸治时间，以局部潮红为度。此法主要用于灸疗面积较大之病灶。另一种为螺旋式回旋灸，即将灸条燃烧端反复从离穴区或病灶最近处由近及远呈螺旋式施灸，本法适用于病灶较小的痛点以及治疗急性病证，其热力较强，以局部出现深色红晕为宜。

本法适用于病损表浅而面积大者，如神经性皮炎、牛皮癣、股外侧皮神经炎、皮肤浅表溃疡、带状疱疹、褥疮等，对风湿痹证及周围性面神经麻痹也有效果。另外可用于近视眼、白内障、慢性鼻炎以及排卵功能障碍等。

（3）雀啄灸：雀啄灸是指将艾条燃烧的一端在施灸部位一上一下、忽近忽远施灸的一种灸法（图1-10）。雀啄灸法是近代针灸学家总结出来的一种悬灸法，施灸动作类似麻雀啄食，故名。此法热感较其他悬灸法强，多用于急症和顽固病证。

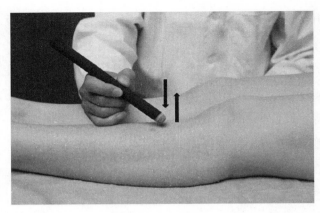

图 1-10　雀啄灸

具体操作如下：取清艾条或药艾条一支，将艾条燃烧端对准所选穴位，采用类似麻雀啄食般的一起一落、忽近忽远的手法施灸，给以较强烈的温热刺激。一般每次灸治 10 分钟左右。亦有以艾条靠近穴区灸至患者感到灼烫提起为一壮者，如此反复操作，每次灸 3～7 壮。不论何种操作，都以局部出现深红晕湿润或患者恢复知觉为度。对小儿患者及皮肤知觉迟钝者，医者宜以左手食指和中指分置穴区两旁，以感觉灸热程度，避免烫伤。雀啄法治疗一般每日 1～2 次，10 次为 1 个疗程，或不计疗程。

雀啄灸可用于感冒、急性疼痛、高血压病、慢性泄泻、网球肘、灰指甲、疖肿、脱肛、前列腺炎、晕厥急救以及某些小儿急慢性病证等的治疗。

2. 实按灸　实按灸也是艾条灸的一种，其方法是将艾条（通常用药艾条）的一端点燃，隔数层布或绵纸，紧按在穴位上施灸（图 1-11）。实按灸可以使热气透入皮下，有祛风除湿、温阳散寒的作用。待火灭热减后可重新点燃，重复操作，每穴可按灸几次至几十次，常用于风湿痹证。古代的太乙神针、雷火

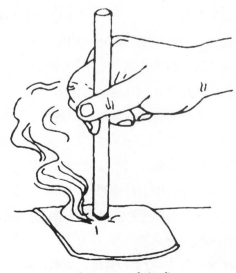

图 1-11　实按灸

神针法属此范畴。《寿域神方》卷三曰："用纸实卷艾，以纸隔之，点穴于隔纸上，用力实按之，待腹内觉热、汗出，即差。"

（1）太乙针：是一种特制的药物艾条，它的做法和用法在李时珍所著的《本草纲目》中有详细记载。具体做法是：将人参 12g、参三七 25g、山羊血 6g、千年健 50g、钻地风 50g、肉桂 50g、川椒 50g、乳香 50g、没药 50g、穿山甲 25g、小茴香 50g、苍术 50g、甘草 100g、防风 200g、蕲艾 200g、麝香少许共研为药末，然后取药末 20g 掺入艾绒内，卷成条状，外用桑皮纸熟糊六七层，防止药气泄出。做好的药物艾条放置在阴凉处阴干备用。这样制成的药物艾条就称为太乙针，有的书中称其为太乙神针，说明其的确有神奇的疗效。

施灸时将太乙针的一端点燃，用数层棉布包裹，趁热按于施灸部位，待冷后再烧再灸，一般灸 5 次左右为度。另一种方法是在施灸部位的皮肤上铺上数层棉布，然后将艾条点燃的一端隔着布紧按在施灸的部位上，一按即起，反复按熨。若艾火熄灭，则重新点燃再灸，一般灸 10 次左右为度。本法适用于治疗病位比较深的风寒湿痹、痉证、虚寒证及各种痛证。

（2）雷火针：雷火针也是一种药物艾条，将其命名为雷火针是因为其效力强大，主要用于治疗一些寒湿痹证。

具体做法如下：将纯净细软的艾绒 150g 平铺于边长 40cm 的方形面皮纸上，再将沉香、木香、乳香、茵陈、羌活、干姜、穿山甲各 9g 和麝香少许共研成细末，掺入艾绒中，卷成条状，外涂蛋清。最后用桑皮纸厚糊六七层，以防药气泄漏。做好后放置在阴凉之处阴干备用。

用时将雷火针的一端点燃后吹灭，隔纸数层，乘热针患处，使热气直入病处，其效甚速，主治胸腹冷痛、风寒湿痹及筋骨隐痛。

（3）百发神针：属于艾条灸的一种，出自《种福堂公选良方》。具体做法是以乳香、没药、生川附子、血竭、川乌、草乌、檀香末、降香末、大贝母、麝香各 3 钱，母丁香 49 粒，艾绒 1 两，卷制如雷火针。治偏正头风、腰痛、疝气、痛疽、发背、痰核初起不破烂，俱可用，各按穴针之。

（4）三气合痹针：来源于《种福堂公选良方》，其药物组成是乳香 5 分，没药 5 分，牙皂 5 分，羌活 5 分，独活 5 分，川乌 5 分，草乌 5 分，白芷 5 分，细辛 5 分，肉桂 1 钱，苍术 1 钱，雄黄 1 钱，硫黄 1 钱，山甲 1 钱，樟冰 1 钱，麝香3分，艾绒1两半。主要用于治疗风寒湿毒留于经络，肿痛不散者。

　　**3. 温针灸**　　温针灸是针刺与艾灸相结合的一种方法，又称针柄灸，即在留针过程中将艾绒搓团捻裹于针柄上点燃（图1-12），通过针体将热力传入穴位。本法具有温通经脉、行气活血的作用，适用于寒盛湿重、经络壅滞之证，如关节痹痛、肌肤不仁等。

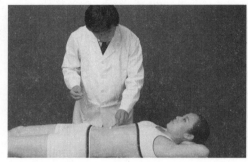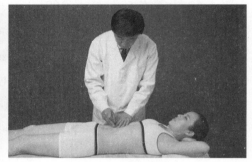

（A）

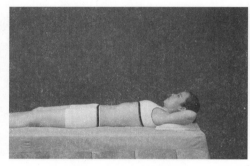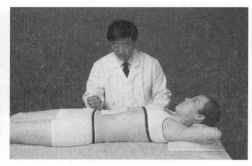

（B）

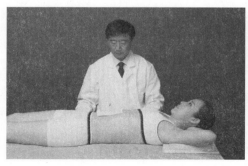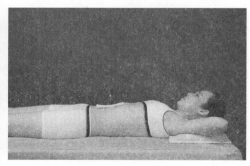

（C）

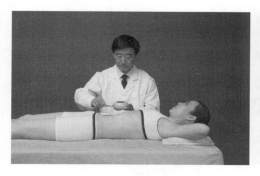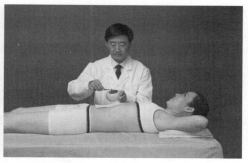

（D）

图 1-12 温针灸

温针灸的主要刺激部位为穴位、病灶局部。先以酒精棉球在施灸部位（或穴位）处消毒，取长度 1.5 寸以上的毫针刺入穴位或患处，做适当的提插捻转使之得气。得气后将艾绒裹于针柄上，或取约 2cm 长的艾条一段套在针柄上。无论是艾团还是艾条段，均应距皮肤 2～3cm，再从其下端点燃施灸。在燃烧过程中，如患者觉灼烫难忍，可在该穴区置一硬纸片，以稍减火力。每次如用艾团可灸 3～4 壮，艾条段则只需灸 1 壮即可。施灸完毕后用镊子夹取燃尽的艾绒或艾炷，放于专用托盘中，缓慢出针。

另外还可采用帽状艾炷行温针灸。帽状艾炷的主要成分为艾叶炭，类似无烟灸条，但其长度为 2cm，直径 1cm，一端有小孔，点燃后可插于针柄上，燃烧时间为 30 分钟。因其外形像小帽，可戴于毫针上，故又称帽炷灸。帽炷灸既无烟，不会污染空气，同时它的作用时间又长，是一种较为理想的温针灸法。

本法可用于治疗风寒湿痹、骨质增生、腰腿痛、冠心病、高脂血症、痛风、胃脘痛、腹痛、腹泻、关节痛等。

**4. 温灸器灸** 温灸器灸又叫"温灸法"，它是利用专门制作的灸疗器械施灸的一种方法。最早的灸器见于《肘后备急方》中的"隔瓦甑灸"。针灸传入西方后曾一度流行，拿破仑军中的外科医生拉兰氏是灸法的热心倡导者，他身体力行地在军中推广使用灸法治疗伤员，并发明了一些施灸器供治疗使用。他发明的施灸器在西方称为"拉兰氏灸器"，很流行，也很实用。

现在使用的灸器为金属制成的圆筒灸具，即温筒灸。温灸器（图 1-13）的底部及四周有许多小孔，筒内套小筒，小筒的四周和底部也有小孔。使用时把艾绒和药物装在小筒内，点燃即可。使用温筒灸施灸既简便又安全，非常实用。

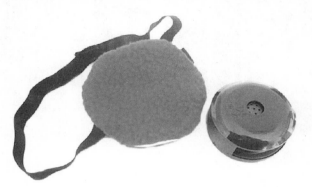

图 1-13　温灸器

　　使用温筒灸施灸时，将艾绒及药末装入小筒内，点燃后待其烧旺时再将盖扣好，然后在施灸的部位上来回熨烫，直到施灸部位的皮肤发红为止（图 1-14A）。这种灸法其实是一种熨法，患者易于接受，操作起来也比较简单，一般没有烫伤的危险。温灸器灸多用于妇女、小儿以及惧怕灸治者。病变部位表浅且面积较大的用此法效果最好，如腰背痛、腹痛等。

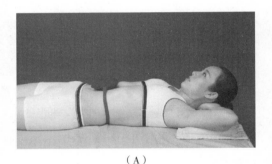

（A）

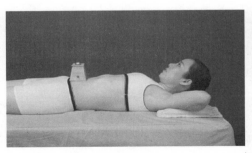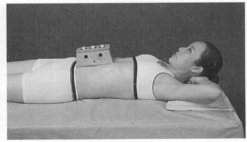

（B）

图 1-14　温灸器灸

另一种常用的灸器是木制的方盒,内部中层为细铁丝网(金属纱窗),其距离底边约4cm。施灸时,先将温灸盒放在施灸部位的中央,然后再把艾条裁成2～3cm长的艾条小段放在铁丝网上(图1-14B),或将艾绒平铺于铁丝网上施灸。这种温盒灸热力强,灸治面积大,多用于腹部及腰背部。

## 三、灯火灸

灯火灸又称"灯草灸",民间又叫"打灯火",是用灯心草蘸油点燃后在患者身上熨烫的一种灸法。因其操作简单、疗效独特,所以在民间很流行。

灯火灸的操作方法是:根据疾病选取穴位并标记,以便准确操作。然后取3～4cm长的灯心草一根,将其一端蘸麻油或其他植物油,点燃起火后对准穴位快速点按(即猛一接触,迅速离开),随即可听到"叭、叭"的清脆爆竹声,火亦随之熄灭(图1-15)。施灸的次数一般为1～3次,灸后皮肤有点发黄,有时可起小水疱。施灸后注意局部保持清洁,避免感染。施灸时蘸油不宜过多,如蘸油过多应使用绵纸将过多的油吸取,以免蘸油过多而烫伤皮肤。

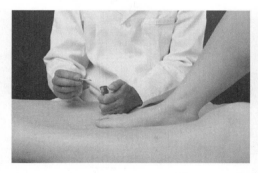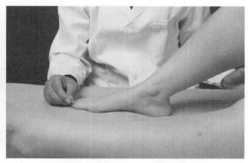

图 1-15　灯火灸(灯草灸)

灯火灸主要用来治疗小儿惊厥、小儿营养不良、流行性腮腺炎、胃痛、呕吐、呃逆、疔疮等。一些中医经典著作对此也有比较详细的论述,如《本草纲目》记载:"灯火,主治小儿惊风、昏迷、审视诸病,又治头风胀痛。"《幼幼集成》认为灯火灸是"幼科第一捷法","幼科"即儿科。灯火灸现在主要用来治疗腮腺炎、扁桃体炎、结膜炎等。

## 四、天灸

天灸属灸法之一，出自《针灸资生经》，是采用对皮肤有刺激性的药物（图1-16）敷贴于穴位或患处（图1-17），使其局部皮肤自然充血、潮红或起疱的治疗方法。因其不用艾火而局部皮肤有类似艾灸的反应，并且作用也非常相似，故名为天灸，又称自灸、敷灸、药物灸、发疱灸。

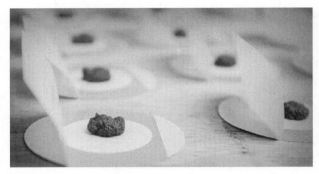

图 1-16　天灸材料

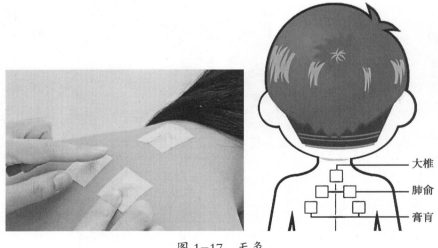

图 1-17　天灸

天灸既具有穴位刺激的作用，又可通过特定药物在特定部位的吸收，发挥明显的药理作用。近年来，这种治疗方法被广泛重视，现在兴起的经皮给药也是在此基础上发展起来的。文献所载天灸法较多，如毛茛灸、斑蝥灸、旱莲灸、蒜泥灸、白芥子灸等。据记载，将朱砂等药物点涂于穴位亦称天灸（《荆楚岁时记》)。

**1. 蒜泥灸**　蒜泥灸是民间流传的一种灸法，其方法是将蒜泥捣烂涂在穴位上后覆盖包扎，使其局部产生刺激或发疱，从而达到灸治目的。

具体操作：将大蒜捣烂如泥，取 3～5g 涂敷于穴位上，敷灸时间为 1～3 小时，以局部皮肤灼热疼痛为度。

常用于治疗功能性子宫出血、鼻衄、咯血、慢性鼻炎、慢性扁桃体炎、高血压病、腹泻、痢疾、呕吐、胃痛、痛经等。如敷灸涌泉穴可治疗咯血、衄血；敷灸合谷穴可治扁桃体炎；敷灸鱼际穴可治喉痹等。

蒜泥灸应注意以下几点：

（1）有的穴位或患处贴上蒜泥容易脱落，所以在所贴蒜泥上再贴一小条胶布固定更好。

（2）蒜泥面积直径以 1～1.5cm 较适合，即贴敷面积大一点为佳。

（3）蒜泥在穴位上最多贴 10 分钟，一有灼热感立即去掉，否则将烧灼起疱。一旦时间过长起了水疱，可用消毒的针刺破放出液体，涂上甲紫（龙胆紫），再用消毒纱布固定即可。

**2. 细辛灸**　细辛灸是取细辛适量，研为细末，加醋少许调如糊膏状敷于穴上，外覆油纸，胶布固定。临床上敷涌泉或神阙可治疗小儿口腔炎。

**3. 天南星灸**　天南星灸是取天南星末适量，用生姜汁调成膏状，贴于穴上，油纸覆盖，包扎固定。

**4. 白芥子灸**　白芥子灸是指用白芥子研末调敷于有关穴位使之发疱的治法。敷贴时间 3～4 小时，以局部起疱为度。用治肺结核、哮喘、口眼㖞斜和关节寒痹等。

也有加用其他药物专治冷哮的，如《张氏医通》记载治冷哮法，用白芥子、延胡索各 30g，甘遂、细辛各 15g，共为末，入麝香 1.5g，杵匀，调敷肺俞、膏肓、百劳等穴，涂后麻瞀疼痛，切勿便去，候二炷香足去之，十日后涂一次。

**5. 毛茛灸**　毛茛灸是用毛茛科植物毛茛新鲜全草捣烂后外敷的一种外治法。本法在《本草纲目》已有记载，并将其别名称之为"自灸"。《本草纲目拾遗》中提到："主疟，令病者取一握，微碎，缚臂上，和子姜捣涂腹，破冷气。"现代临床不仅应用单味敷灸，也用毛茛与其他药合用敷灸，通过较大样本观察表明，该法对某些病证有较为确切的效果。

**6. 斑蝥灸**　斑蝥灸是指用斑蝥末敷贴相关穴位使之发疱的方法。使用时先取胶布一块，中间剪一小孔，贴在相关穴位上，以暴露穴位并保护周围皮肤，将斑蝥粉少许置于孔内，上面再贴一胶布，以局部起疱为度。适用于关节疼痛、黄疸、疟疾等。

**7. 旱莲灸**　旱莲灸是用新鲜旱莲草捣烂敷贴有关穴位并使之发疱的方法。敷贴时间为 3 ～ 4 小时，以局部起疱为度，适用于疟疾等。

## 五、黄蜡灸

所谓黄蜡灸，就是将黄蜡烤热融化后用以施灸的一种治疗方法，常用来治疗风寒湿痹、疮疡、痈疽、臁疮等。

施灸前先将适量面粉调和成面团，用湿面团将疮疡肿根部围成一团，一般高出皮肤 3cm 左右即可；面团圈外围布数层，以防施灸时烧灼皮肤；然后在面团圈内放入一小片黄蜡，准备烤化。

烤化黄蜡的一般方法是：取一铜勺或铁勺，内置炭火，施灸者端勺在面团内所置的黄蜡上烘烤使黄蜡熔化。黄蜡熔化后，皮肤稍有热痛感，施灸即可停止。

施灸时勺与皮肤的距离以能使黄蜡融化且患者无明显灼痛感为度。对于一些疮疡肿毒较深的患者，施灸时可以一边灸一边往面团围中增添黄蜡，直到布满为止。如果圈内的黄蜡被烤沸腾，患者将会痛不可忍，此时应立即停止施灸。

施灸完毕后在融化的黄蜡上洒少量冷水，待其冷却后与围布、面团一起揭掉。

## 六、桑枝灸

桑枝灸又称桑枝针。《外科枢要》记载："桑枝燃火，着吹熄焰，用火灸患处片刻，日三五灸；若腐肉已去，新肉生迟，宜灸四畔"。《本草纲目》曰："痈疽发背不起，瘀肉不腐，及阴疮瘰疬、流注、臁疮、顽疮，燃火吹灭，日灸二次。"

桑枝灸可用于治疗阳气虚弱之发背不起，或瘀肉不溃、阴疮、瘰疬、流注、臁疮、恶疮久不愈者。

### 七、药捻灸

药捻灸是药线灸的一种发展。所谓药捻灸，系指以绵纸裹药末捻成细条，再剪作小段，点燃后在穴区施灸的一种方法。清·赵学敏所撰的《本草纲目拾遗》内载"蓬莱火"即为药捻灸之一，书中记载："西黄、雄黄、乳香、没药、丁香、麝香、火硝各等分，去西黄加硼砂、草乌皆可。用紫绵纸裹药末，捻作条，以紧实为要。治病，剪二三分长一段，用黏合剂黏肉上，点着。"用以治疗风痹、瘰疬、水胀、膈气、胃气等。现代应用除了承袭古代的方法外，还以药末加入黏合剂搓成线状长条点燃施灸，不仅在方法上有较大改进和发展，而且在治疗范围上也有所扩大。当然，由于药捻灸制作复杂、价格较贵，目前临床上仍难以大面积推广应用，尚待进一步完善。

### 八、药锭灸

药锭灸是将多种药物研末和硫黄熔化在一起制成药锭，置于穴位上施灸的方法，是一种非艾灸法。本法首载于《针灸逢源》，在之后的外治学专著《理瀹骈文》中叙述得更为详细：用硫黄一两五钱，铜勺化开，照次序入川乌、草乌、蟾蜍、朱砂等细末各一钱，僵蚕一条（研细末），冰片、麝香二分，搅匀后倾入瓷盆内，荡转成片，再用此片（即药锭）在所选的穴区施灸。现代在药锭制作的原料及方法上及灸治的操作上均有较大的改进，治疗范围也有相应的扩大。

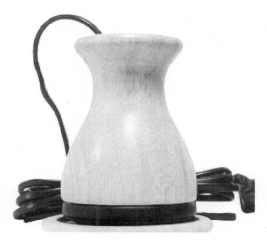

图 1-18　电热灸法器

### 九、电热灸

电热灸法是以电为热源的一种灸法。电热灸法器（图1-18）是现代针灸工作者和其他学科工作者较早合作研制的非艾热源灸法器，并不断加以改进和完善，故此类灸法仪的种类较多，其中以仿真灸法仪应用较为普遍。仿真灸法仪是根据传统的艾灸燃烧时所辐射光谱的特点，运用仿真技术进行模拟，充分发挥了传统灸法温经散寒、疏通经络、活血化瘀、消炎止痛的功能，并且无污染、无损伤，便于操作。

目前，该类仪器还在进一步完善之中，如采用不同直径的配套灯头，以适用于人体的不同部位，更有利于治疗疾病。

除此之外，近年还出现了另一种电热灸法——风灸法。风灸法将中药与现代科技电热效应相结合，利用电产生的热力，将装在风灸仪内的中药配方以热药风的形式直接吹到人体皮肤、经络、腧穴、孔窍或病变部位，通过皮肤透入、经络传导、孔窍黏膜吸收，集热、药、理疗于一体，以达到行气活血、疏通经络、消炎止痛、扶正祛邪的目的。该仪器带有4个不同配方，对寒湿腰痛、虚寒性胃痛等多种病有显著疗效。

# 第七节　灸法操作

## 一、灸法的补泻

历代医家在实践中总结出了很多简便易行且疗效可靠的灸治方法，这些方法一般可分为两种，即补法和泻法，常简单地称为补泻法。下面我们简单地介绍一下这方面的内容，一般读者对此有所了解即可。学习重在实践，学习灸法也是这样，通过自己的亲自操作和实践，我们就会慢慢掌握和体会到灸法补泻的意义。

关于艾灸的补泻，《灵枢·背俞》中说："以火补者，毋吹其火，须自灭也。以火泻者，疾吹其火，传其艾，须其火灭也。"也就是说，施灸时艾绒点着后不用吹气加大燃烧力度，令其一直自行燃烧并熄灭，这样施灸就有了补的效果，这种灸治方法就称为补法。相反，施灸时艾绒点着后马上用力对其吹气以加大艾绒燃烧的力度，这样施灸就有了泻的效果，这种灸治方法就称为泻法。

《针灸大成》中说："以火补者，毋吹其火，待自灭即按其穴；以火泻者，速吹其火，开其穴也。"其说法与《灵枢》的论述基本一致。《针灸大成》指出的方法是：施灸时艾绒点着后不用吹气以加大燃烧力度，令其自行熄灭后按压施灸穴位，此即为补；施灸时艾绒点着后马上用力对其吹气以加大艾绒燃烧的力度，燃烧完后不按压施灸的穴位，此即为泻。目前中医临床上使用的施灸补泻法多以此为依据。但有时也不能拘泥于此，可根据病情结合施灸的方法以及施灸的部位（穴位）灵活运用。

## 二、施灸顺序

古人对于施灸的顺序有着明确的论述，如《千金要方》记载："凡灸当先阳后阴……先上后下。"《明堂灸经》也指出："先灸上，后灸下；先灸少，后灸多。"施灸的一般顺序是：就阴阳而言，先灸上部再灸下部，先灸头部再灸四肢；就壮数而言，先灸少而后灸多，即由弱逐渐增强；就大小而言，先灸艾炷小者而后灸大者，每壮递增。

现在我们一般采用先上后下、先头身后四肢、先背部后胸腹部的施灸顺序。在临床上施灸时需结合病情灵活应用，不能拘执不变。对于是否可以同时艾灸多个穴位或部位，一般没有什么限制。且一年四季、白天黑夜、坐卧行立均可应用。

## 三、灸量的掌握

灸量是指施灸的数量，包括艾炷的大小、施灸的壮数或次数、施灸时间的长短等。艾炷灸通常以艾炷大小、壮数多少计算，艾条灸、温灸器灸等灸法通常以施灸的时间计算，雷火针、太乙针等灸法以施灸次数计算。古代文献中记载的"生"指少灸，"熟"指多灸，"灸百壮"为多次施灸的累积数。选择施灸部位与灸量的掌握是决定灸治成功与否的两个重要因素。后者看似容易，实则不易掌握，医生须长期实践、观察，日久才能有所心得。

总而言之，灸量是施灸时向体内导入的热量，这主要是由施灸时间长短、面积大小及施灸部位所达到的热度所决定的。后两者在施灸过程中一般变动不大，因此灸量大小主要靠施灸时间长短来控制。

# 第八节　灸疗常用取穴方法

## 一、体表标志定位法

体表标志定位法是腧穴定位方法之一。体表标志主要指分布于全身体表的骨性标志，可分为固定标志和活动标志。

1. **固定标志**　固定标志定位是指利用五官、毛发、爪甲、乳头、脐窝以及骨节的凸起或凹陷、肌肉隆起等部位作为取穴标志。如两眉之间取印堂（图1-19）、两乳正中取膻中、腓骨头前下方取阳陵泉等。

2. **活动标志**　活动标志定位是指利用关节、肌肉、皮肤随活动而出现的空隙、凹陷、皱纹等作为取穴标志。如张口取听宫、闭口取下关（图1-20）、抬肩取肩髃、侧卧屈髋取环跳等。

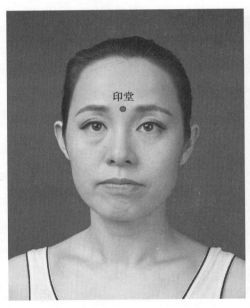
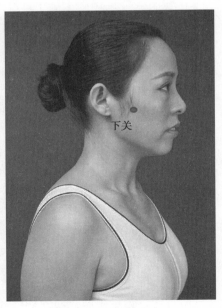

图1-19　固定标志　　　　　　图1-20　活动标志

## 二、简便取穴法

简便取穴法比较常用，具有简便易行的特点。临床取穴时，常与一些简便的活动标志、骨度法、指寸法结合起来运用。如：①取风市穴：立正垂臂，股外侧中指端所指之处即是（图1-21）。②取列缺穴：两手虎口自然平直相交，食指尖端所指处即是。③取百会穴：两耳尖直上连线中点即是。④取劳宫穴：半握拳，中指指尖压在掌心的部位即是。

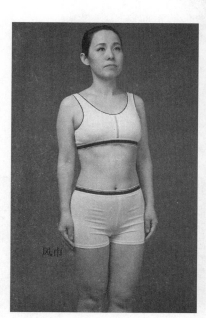

图1-21　风市

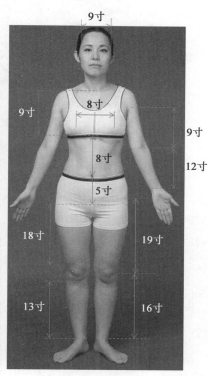

图1-22　骨度分寸法

## 三、骨度分寸法

骨度分寸法古称"骨度法"，始见于《灵枢·骨度》，是以骨节为主要标志测量周身各部的大小、长短，并依其比例折算尺寸作为定穴标准的方法（图1-22）。不论男女、老少、高矮、肥瘦都是一样。如腕横纹至肘横纹作12寸，也就是将这段距离划成12个等分，取穴就以它作为折算的标准。

## 1. 头颈部（图1-23）

前发际至后发际　12寸

前发际至眉心（印堂）　3寸

后发际至第七颈椎棘突　3寸

肩胛骨内上缘至脊柱正中　3寸

两前发角之间　9寸

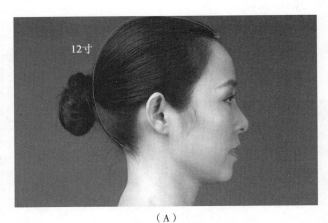

（A）

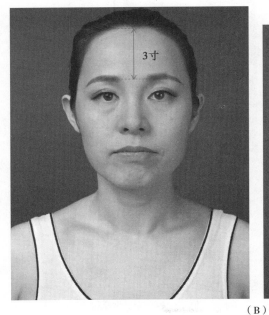
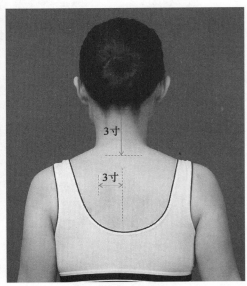

（B）

图1-23　骨度分寸法（头颈部）

**2. 胸胁部（图1-24）**

胸部及胁肋部取穴直寸一般根据肋骨计算，每肋骨折作1寸6分。

两乳头之间　8寸

胸骨体下线至脐中　8寸

脐中至耻骨联合上极　5寸

**3. 上肢部（图1-25）**

腋前横纹至肘横纹　9寸

肘横纹至腕横纹　12寸

**4. 下肢部（图1-26）**

股骨大转子至腘中　19寸

膝中至外踝尖　16寸

耻骨联合上缘至股骨内上髁上缘　18寸

髌骨内侧髁下缘至内踝尖　13寸

臀横纹至腘横纹　14寸

外踝尖至足底　3寸

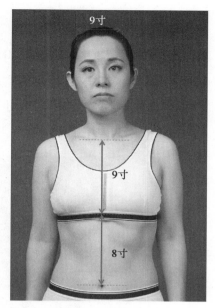

图1-24　骨度分寸法（胸胁部）

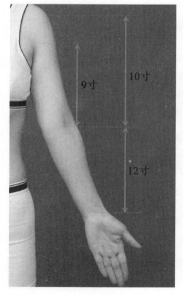

图1-25　骨度分寸法（上肢部）

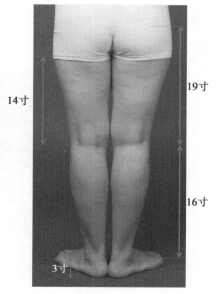

图1-26　骨度分寸法（下肢部）

## 四、手指同身寸法

手指同身寸是一种针灸取穴比量法，出自《千金要方》，是指以患者本人手指的某些部位折定分寸，作为量取穴位的长度单位。

**1. 中指同身寸**　中指同身寸是以患者的中指中节屈曲时手指内侧两端横纹头之间的距离作为 1 寸（图 1–27），可用于四肢部取穴的直寸和背部取穴的横寸。

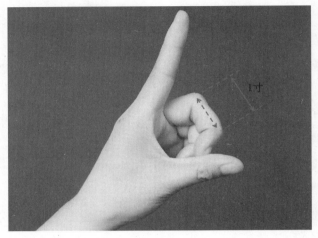

图 1–27　中指同身寸

**2. 拇指同身寸**　拇指同身寸是以患者拇指指关节的宽度（图 1–28）作为 1 寸，主要适用于四肢部的直寸取穴。

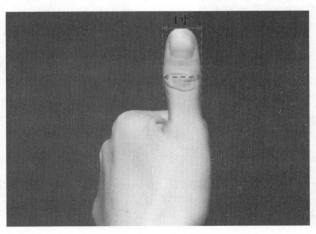

图 1–28　拇指同身寸

**3. 横指同身寸** 横指同身寸也叫"一夫法"，是让患者将食指、中指、无名指和小指四指并拢，以中指中节横纹处为准，四指横量作为 3 寸（图 1-29），食指与中指并拢为 1.5 寸。

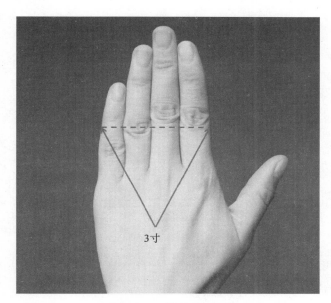

3寸

图 1-29 横指同身寸

# 第九节 灸疗常用穴位

## 一、手太阴肺经（图 1-30）

手大阴肺经起于中焦，为十二经脉气血流注的起始经，联系的脏腑器官有胃、喉咙和气管，属肺，络大肠，在食指与手阳明大肠经相接，络脉别于列缺，散入鱼际。

本经一侧 11 穴，9 穴分布于上肢掌面桡侧，2 穴在胸前外上部。

本经腧穴主要治疗喉、胸、肺及经脉循行部位的其他病证。治疗咳喘常用中府、太渊、鱼际；治疗咯血常用孔最、太渊；治疗咽喉痛常用少商、鱼际；治疗热病常用尺泽；治疗头项痛常用列缺。

## 1. 中府

【定位】在胸前壁的外上方，云门下1寸。平第一肋间隙，距前正中线6寸（图1-31）。

【灸法】艾炷灸3～5壮，或艾条灸5～20分钟。

【主治】咳嗽，气喘，胸中烦满，腹胀，呕逆，喉痹，浮肿；胸痛，肩背痛。

## 2. 尺泽

【定位】在肘横纹中，肱二头肌腱桡侧凹陷处（图1-32）。

【灸法】艾炷灸3～5壮，或艾条灸5～15分钟。

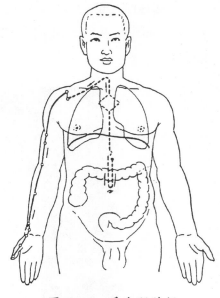

图1-30　手太阴肺经

【主治】咳嗽，气喘，咯血，潮热，胸部胀满，咽喉肿痛；舌干，急性腹痛吐泻；肘臂挛痛；小儿惊风；乳痈。

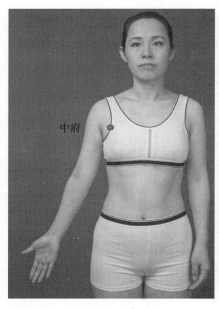

图1-31　中府

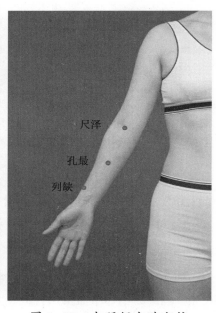

图1-32　大肠经上肢穴位

3. 孔最

【定位】在前臂掌面桡侧，当尺泽与太渊连线上，腕横纹上7寸处（图1-32）。

【灸法】艾炷灸3～5壮，或艾条灸5～15分钟。

【主治】咳嗽，气喘，咯血，失声，头痛，咽喉肿痛；肘臂挛痛；痔疮。

4. 列缺

【定位】在前臂桡侧缘，桡骨茎突上方，腕横纹上1.5寸，当肱桡肌与拇长展肌腱之间（图1-32）。

【灸法】艾炷灸3～5壮，或艾条灸5～15分钟。

【主治】外感头痛，咳嗽，项强，气喘，咽喉肿痛；口㖞，齿痛；小便热，阴茎痛；掌中热，半身不遂。

5. 经渠

【定位】在前臂掌面桡侧，桡骨茎突与桡动脉之间凹陷处，腕横纹上1寸（图1-33）。

【灸法】艾炷灸1～3壮，或艾条灸5～10分钟。

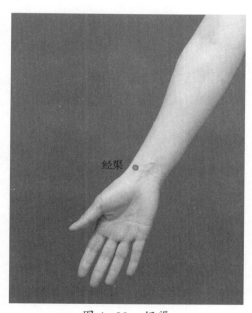

图1-33　经渠

【主治】咳嗽，气喘，喉痹，胸部胀满；手腕痛，胸背痛；掌中热。

6. 太渊

【定位】在腕掌侧横纹桡侧，桡动脉搏动处（图1-34）。

【灸法】艾炷灸1～3壮，或艾条灸5～10分钟。

【主治】外感，咳嗽，气喘，胸背痛，咽痛，缺盆中痛；烦满，掌中热；咯血，呕血；手腕无力，腕臂疼痛；无脉症。

7. 鱼际

【定位】在手拇指本节（第一掌指关节）后凹陷处，约当第一掌骨中点桡侧，赤白肉际处（图1-34）。

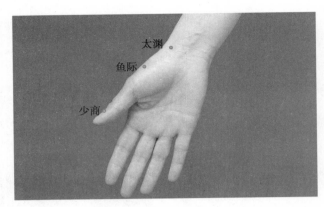

图 1-34　肺经手部穴位

【灸法】艾炷灸 3 ～ 5 壮，或艾条灸 5 ～ 15 分钟。

【主治】咳嗽、哮喘，喉痹，咽干，咯血；咽喉肿痛，失音，掌心热；乳痈。

**8. 少商**

【定位】在手拇指末节桡侧，距指甲角 0.1 寸（图 1-34）。

【灸法】艾炷灸 3 ～ 5 壮，或艾条灸 3 ～ 5 分钟。

【主治】咳嗽，喉痹，咳喘，鼻衄；中风昏迷，癫狂；指肿，麻木；小儿惊风，中暑呕吐。

## 二、手阳明大肠经

手阳明大肠经在食指与手太阴肺经衔接，联系的脏腑器官有口、下齿、鼻，属大肠，络肺，在鼻旁与足阳明胃经相接（图 1-35）。络脉别于偏历。

本经一侧 20 穴，14 穴分布于上肢背面桡侧，6 穴在肩、颈和面部。

本经腧穴主要治疗头面、五官、咽喉病和神志病、热病及经脉循行部位的其他病证。治疗热病常用商阳、合谷、曲池；治疗头面五官疾病常用合谷；治疗胃肠疾病常用合谷、曲池；治疗咽喉病可用商阳、合谷；治疗肩臂痛常用合谷、曲池、手三里、臂臑和肩髃；治疗鼻部疾病常以合谷、迎香为主。

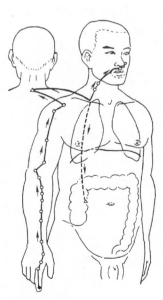

图 1-35　手阳明大肠经

### 1. 商阳

【定位】在手食指末节桡侧，距指甲角 0.1 寸（图 1-36）。

【灸法】艾炷灸 1 ～ 3 壮，或艾条灸 3 ～ 5 分钟。

【主治】咽喉肿痛，下齿痛，耳聋；热病，耳鸣，昏厥，中风昏迷；肩痛引缺盆，手指麻木。

### 2. 二间

【定位】食指内侧，手掌与手背交界处，掌指关节前凹陷处即为本穴（图 1-36）。

【灸法】艾炷灸 1 ～ 3 壮，或艾条灸 3 ～ 5 分钟。

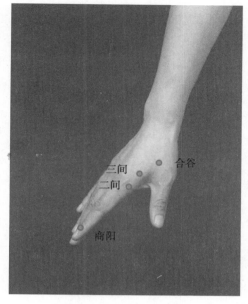

图 1-36　大肠经手部穴位

【主治】咽喉肿痛，齿痛，目痛，口眼㖞斜，三叉神经痛；热病。

### 3. 三间

【定位】食指内侧，手掌与手背交界处，掌指关节后凹陷处即为本穴（图 1-36）。

【灸法】艾炷灸 1 ～ 3 壮，或艾条灸 3 ～ 5 分钟。

【主治】头痛，目痛，齿痛，咽喉肿痛，三叉神经痛；身热；手背肿痛。

### 4. 合谷

【定位】在手背，第一、二掌骨间，当第二掌骨桡侧的中点处（图 1-36）。

【灸法】艾炷灸 5 ～ 10 壮，或艾条灸 5 ～ 20 分钟。

【主治】①发热恶寒，咳喘，头痛，目赤肿痛，鼻衄，齿痛，耳聋，咽喉肿痛，失喑，口眼㖞斜，痄腮。②臂痛，半身不遂。③胃痛、腹痛、便秘、小儿惊风、瘾疹、疟疾。④热病，无汗，多汗，经闭。

### 5. 阳溪

【定位】在腕背横纹桡侧，手拇指向上翘起时当拇长伸肌腱与拇短伸肌腱之间的凹陷中（图 1-37）。

【灸法】艾炷灸 3 ～ 5 壮，或艾条灸 5 ～ 15 分钟。

【主治】头痛，耳聋，耳鸣，咽喉肿痛，齿痛，目赤；臂腕痛；癫狂，痫证。

### 6. 偏历

【定位】曲肘，在前臂背面桡侧，当阳溪与曲池的连线上，腕横纹上 3 寸（图 1-37）。

【灸法】艾炷灸 3 ～ 7 壮，或艾条灸 5 ～ 20 分钟。

【主治】鼻衄，目赤，耳聋，耳鸣，口眼㖞斜，喉痛；肩背肘腕疼痛；水肿。

### 7. 手三里

【定位】在前臂背面桡侧，当阳溪与曲池的连线上，肘横纹下 2 寸（图 1-37）。

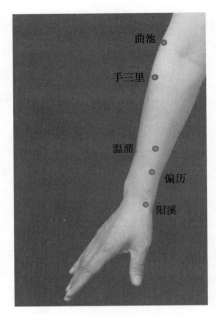

图 1-37　大肠经上肢穴位

【灸法】艾炷灸 3 ～ 7 壮，或艾条灸 5 ～ 20 分钟。

【主治】腹胀，腹痛，腹泻；齿痛，失声，颊肿，咳喘；偏瘫，手臂麻痛，肩臂麻木，上肢不遂。

### 8. 曲池

【定位】在肘横纹外侧端，屈肘，当尺泽与肱骨外上髁连线中点（图 1-37）。

【灸法】艾炷灸 5 ～ 10 壮，或艾条灸 10 ～ 30 分钟。

【主治】热病，咽喉肿痛，齿痛，目赤痛，头痛，眩晕，癫狂；手臂肿痛，上肢不遂，手肘无力；瘰疬；疖疮、瘾疹、丹毒；腹胀，腹痛，高血压，疟疾，月经不调。

### 9. 肘髎

【定位】曲肘成 90 度，曲池穴外上方一横指（拇指），肱骨边缘（图 1-38）。

【灸法】艾炷灸 5 ～ 7 壮，或艾条灸 10 ～ 15 分钟。

【主治】肱骨外上髁炎，肘臂部酸痛、麻木、挛急。

### 10. 肩髃

【定位】在肩部，三角肌上，臂外展或向前平伸时当肩峰前下方凹陷处（图

1-38）。

【灸法】艾炷灸 3 ～ 7 壮，或艾条灸 10 ～ 30 分钟。

【主治】手臂挛急，半身不遂，身痛不举，瘰疬，瘾疹。

### 11. 口禾髎

【定位】在上唇部，鼻孔外缘直下，平水沟穴（图 1-39）。

【灸法】艾炷灸 3 ～ 5 壮，或艾条灸 5 ～ 10 分钟。

【主治】鼻衄，鼻塞，鼻流清涕，口㖞，口噤不开；咳嗽，气喘。

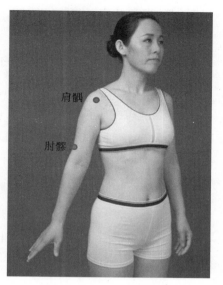

图 1-38　肘髎与肩髃

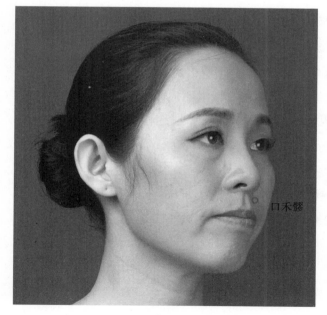

图 1-39　口禾髎

## 三、足阳明胃经

足阳明胃经在鼻旁与手阳明大肠经衔接，联系的脏腑器官有鼻、目、上齿、

口唇、喉咙和乳房，属胃，络脾，在足大趾与
足太阴脾经相接（图1-40）。

本经一侧45穴，12穴分布于头面颈部，
18穴在胸腹部，15穴在下肢的前外侧面和足部。

本经腧穴主要治疗胃肠、头面、五官病、
神志病及经脉循行部位的其他病证。治疗胃肠
病常用天枢、梁门、足三里、上巨虚、下巨虚、
梁丘和内庭；治疗头面五官疾病常用地仓、颊
车、四白、头维、下关、内庭和解溪；治疗神
志疾病常用解溪、厉兑和内庭；丰隆有祛痰的
功能；水道穴有利水的功能；足三里有强身保
健的作用。

### 1. 四白

【定位】在面部，目正视，瞳孔直下，当眶
下孔凹陷处（图1-41）。

【灸法】艾炷灸3～5壮，或艾条灸5～10
分钟。

【主治】眼睑𥆧动、目赤肿痛、迎风流泪、
口眼㖞斜。

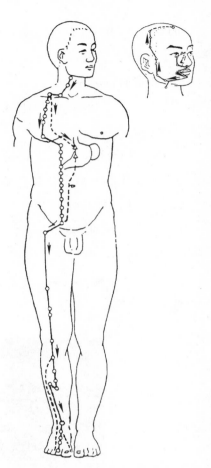

图1-40　足阳明胃经

### 2. 地仓

【定位】在面部，口角外侧，上直对瞳孔（图1-41）。

【灸法】艾炷灸3～7壮，或艾条灸5～10分钟。

【主治】唇缓不收、眼睑𥆧动、口角㖞斜、齿痛颊肿、流涎。

### 3. 颊车

【定位】在面颊部，下颌角前上方约一横指，当咀嚼时咬肌隆起按之凹陷处
（图1-41）。

【灸法】艾炷灸3～7壮，或艾条灸10～20分钟。

【主治】口眼㖞斜、颊肿、齿痛、牙关紧闭、失音、颈项强痛。

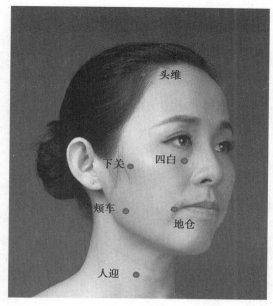

图 1-41　胃经头面部穴位

### 4. 下关

【定位】在面部耳前方，当颧弓与下颌切迹所形成的凹陷中（图 1-41）。

【灸法】艾炷灸 3 ～ 5 壮，或艾条灸 5 ～ 10 分钟。

【主治】耳聋、耳鸣、齿痛、面痛、口眼喎斜、牙关开合不利。

### 5. 头维

【定位】在头侧部，当额角发际上 0.5 寸，头正中线旁开 4.5 寸（图 1-41）。

【灸法】艾炷灸 3 ～ 5 壮，或艾条灸 5 ～ 10 分钟。

【主治】头痛、眼痛、目眩、迎风流泪、眼睑瞤动、视物不明。

### 6. 人迎

【定位】在颈部，喉结旁，当胸锁乳突肌的前缘，颈总动脉搏动处（图 1-41）。

【灸法】艾炷灸 3 ～ 7 壮，或艾条灸 10 ～ 15 分钟。

【主治】胸满喘息、咽喉肿痛、头痛、高血压。

### 7. 缺盆

【定位】在锁骨上窝中央，距前正中线 4 寸（图 1-42）。

【灸法】艾炷灸 3 ～ 5 壮，或艾条灸 5 ～ 10 分钟。

【主治】咳喘、咽喉肿痛、缺盆中痛、瘰疬。

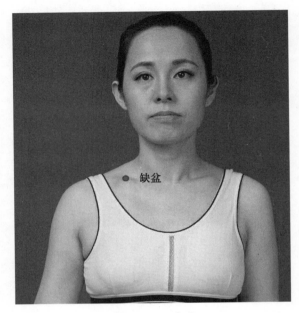

图 1-42　缺盆

### 8. 梁门

【定位】在上腹部,当脐中上4寸,距前正中线2寸(图1-43)。

【灸法】艾炷灸3～7壮,或艾条灸5～20分钟。

【主治】胃痛、呕吐、食欲不振、便溏。

### 9. 天枢

【定位】在脐中部,脐中旁开2寸(图1-43)。

【灸法】艾炷灸3～10壮,或艾条灸10～50分钟。

【主治】腹胀、腹痛、呕吐、肠鸣、泄泻、痢疾、便秘、肠痈、痛经、月经不调、水肿。

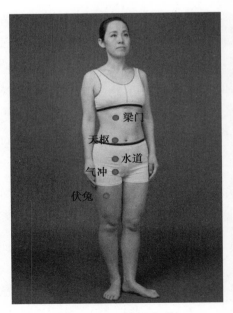

图 1-43　胃经穴位

### 10. 水道

【定位】在下腹部，当脐中下 3 寸，距前正中线 2 寸（图 1-43）。

【灸法】艾炷灸 3 ~ 7 壮，或艾条灸 5 ~ 30 分钟。

【主治】小腹胀满、疝气、痛经、小便不利。

### 11. 气冲

【定位】在腹股沟稍上方，当脐中下 5 寸，距前正中线 2 寸（图 1-43）。

【灸法】艾炷灸 3 ~ 5 壮，或艾条灸 10 ~ 20 分钟。

【主治】外阴肿痛、腹痛、疝气、月经不调、不孕、胎产诸疾、阳痿、阴茎肿痛。

### 12. 伏兔

【定位】在大腿前面，当髂前上棘与髌底外侧端的连线上，髌底上 6 寸（图 1-43）。

【灸法】艾炷灸 3 ~ 5 壮，或艾条灸 10 ~ 20 分钟。

【主治】腰胯疼痛、腿膝寒冷、麻痹、脚气、疝气、腹胀。

### 13. 梁丘

【定位】屈膝，在大腿前面，当髂前上棘与髌底外侧端的连线上，髌底上 2 寸（图 1-44）。

【灸法】艾炷灸 3 ~ 5 壮，或艾条灸 10 ~ 30 分钟。

【主治】胃病、膝肿、下肢不遂、乳痈。

### 14. 犊鼻

【定位】屈膝，在膝部，髌骨与髌韧带外侧凹陷中（图 1-44）。

【灸法】艾炷灸 3 ~ 5 壮，或艾条灸 10 ~ 30 分钟。

【主治】膝关节痛、脚气。

### 15. 足三里

【定位】在小腿前外侧，当犊鼻穴下 3 寸（图 1-44），距胫骨前缘一横指（中指）。

【灸法】艾炷灸 5 ~ 10 壮，或艾条灸 10 ~ 50 分钟。

【主治】胃痛、呕吐、腹胀、腹痛、肠鸣、消化不良、泄泻、便秘、痢疾、咳喘痰多、乳痈、头晕、耳鸣、鼻疾、牙齿肿痛、癫狂、妄笑、中风、膝胫疼痛、水肿、脚气、瘫痪、口眼㖞斜、风疹。

### 16. 上巨虚

【定位】在小腿前外侧，当犊鼻下6寸（图1-44），距胫骨前缘一横指（中指）。

【灸法】艾炷灸3～5壮，或艾条灸10～30分钟。

【主治】腹痛、肠鸣、痢疾、腹胀、便秘、泄泻、肠痈、中风瘫痪。

### 17. 下巨虚

【定位】在小腿前外侧，当犊鼻下9寸（图1-44），距胫骨前缘一横指（中指）。

【灸法】艾炷灸3～5壮，或艾条灸10～30分钟。

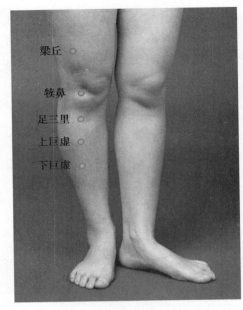

图1-44　胃经下肢穴位

【主治】小腹痛、腰脊痛引睾丸、乳痈、下肢痿痹、泄泻、大便脓血。

### 18. 丰隆

【定位】在小腿前外侧，当外踝尖上8寸（图1-45），条口外，距胫骨前缘二横指（中指）。

【灸法】艾炷灸3～5壮，或艾条灸10～30分钟。

【主治】痰多、哮喘、咳嗽、胸闷、胸痛、头晕、头痛、咽喉肿痛、大便难、癫狂、痫证、下肢痿痹。

### 19. 解溪

【定位】在足背与小腿交界处的横纹中央凹陷处，当踇长伸肌腱与趾长伸肌腱之间（图1-45）。

【灸法】艾炷灸1～3壮，或艾条灸5～30分钟。

【主治】头面浮肿、面目赤痛、头痛、眩晕、牙痛、腹胀、便秘、下肢痿痹、癫狂、眼疾、胃热谵语、眉棱骨痛。

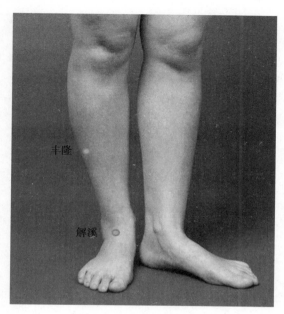

图 1-45　丰隆与解溪

**20. 冲阳**

【定位】在足背最高处，当踇长伸肌腱与趾长伸肌腱之间，足背动脉搏动处（图 1-46）。

【灸法】艾炷灸 3 ～ 5 壮，或艾条灸 5 ～ 15 分钟。

【主治】胃脘胀痛、口眼㖞斜、面肿齿痛、足痿无力、脚背红肿、惊狂。

**21. 陷谷**

【定位】在足背，当第二、三跖骨结合部前方凹陷处（图 1-46）。

【灸法】艾炷灸 3 ～ 5 壮，或艾条灸 5 ～ 15 分钟。

【主治】面目浮肿、水肿、肠鸣腹痛、足背肿痛。

**22. 内庭**

【定位】在足背，当第二、第三跖间，趾蹼缘后方赤白肉际处（图 1-46）。

【灸法】艾炷灸 3 ～ 5 壮，或艾条灸 5 ～ 15 分钟。

【主治】齿痛、面瘫、咽喉肿痛、腹痛腹胀、泄泻、痢疾、足背肿痛、热病。

**23. 厉兑**

【定位】在足第二趾末节外侧，距趾甲角 0.1 寸（图 1-46）。

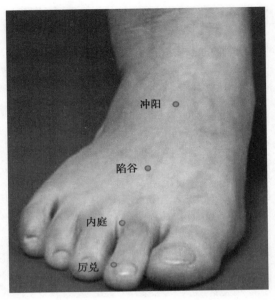

图 1-46　胃经足部穴位

【灸法】艾炷灸 3 ～ 5 壮，或艾条灸 5 ～ 15 分钟。

【主治】面赤肿痛、口眼㖞斜、鼻衄、鼻流黄涕、胸腹胀满、热病。

## 四、足太阴脾经

足太阴脾经在足大趾与足阳明胃经衔接，联系的脏腑器官有咽、舌，属脾，络胃，注心中，在胸部与手少阴心经相接（图 1-47）。

本经一侧 21 穴，11 穴分布在下肢内侧面，10 穴分布在侧胸腹部。

本经腧穴主要治疗脾胃病、妇科病、前阴病及经脉循行部位的其他病证。治疗脾胃病常用大横、太白、公孙、隐白、阴陵泉和三阴交；治疗妇科病常用隐白、血海、太白、公孙和三阴交；小便不利常用阴陵泉、箕门和三阴交。太白和阴陵泉具有健脾益气除湿的功能；血海和三阴交有益气养血活血的功能。

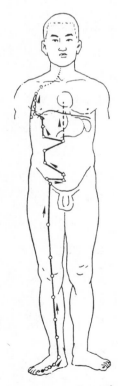

图 1-47　足太阴脾经

**1. 隐白**

【定位】在足大趾末节内侧，距趾甲角 0.1 寸（图 1–48）。

【灸法】艾炷灸 1～3 壮，或艾条灸 5～15 分钟。

【主治】腹胀、暴泄、呕吐、烦心多梦、胸满痛、尿血、便血、崩漏、经期延长、癫狂、慢惊风。

**2. 大都**

【定位】在足内侧，当足大趾本节（第 1 跖趾关节）前下方赤白肉际凹陷处（图 1–48）。

【灸法】艾炷灸 3～5 壮，或艾条灸 5～15 分钟。

【主治】腹胀、胃痛、饮食不化、呕逆、泄泻、便秘、热病无汗、肢体肿痛、厥心痛不得卧、心烦。

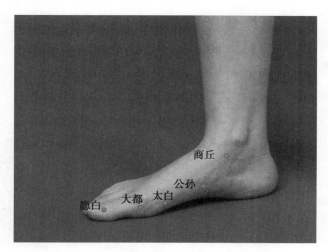

图 1–48　脾经足部穴位

**3. 太白**

【定位】在足内侧缘，当足大趾本节（第 1 跖趾关节）后下方赤白肉际凹陷处（图 1–48）。

【灸法】艾炷灸 3～5 壮，或艾条灸 5～15 分钟。

【主治】胃痛、腹胀、腹痛、呕吐、泄泻、消化不良、脚气、胸胁胀满、痿证。

### 4. 公孙

【定位】在足内侧缘，当第1跖骨基底的前下方（图1-48）。

【灸法】艾炷灸3～5壮，或艾条灸5～15分钟。

【主治】胃痛呕吐，消化不良，腹胀腹痛，泄泻，痢疾，心烦失眠，肠风下血，脚气。

### 5. 商丘

【定位】在足内踝前下方凹陷处，当舟骨结节与内踝尖连线的中点处（图1-48）。

【灸法】艾炷灸1～3壮，或艾条灸5～10分钟。

【主治】腹胀、泄泻、便秘、消化不良、舌本强痛、黄疸、嗜睡、足跟痛。

### 6. 三阴交

【定位】在小腿内侧，当足内踝尖上3寸，胫骨内侧缘后方（图1-49）。

【灸法】艾炷灸3～10壮，或艾条灸5～10分钟。

【主治】脾胃虚弱、肠鸣腹胀、消化不良、泄泻、月经不调、崩漏、赤白带下、产后血晕、恶露不行、遗精、水肿、小便不利、遗尿、脚气、神经性皮炎、失眠、高血压、多梦、焦虑症、阳痿、阴茎痛、疝气、下肢痿痹、荨麻疹、神经衰弱、湿疹。

### 7. 地机

【定位】在小腿内侧，当内踝尖与阴陵泉的连线上，阴陵泉下3寸（图1-49）。

【灸法】艾炷灸3～7壮，或艾条灸5～30分钟。

【主治】食欲不振、腹胀腹痛、泄泻、痢疾、月经不调、痛经、小便不利、水肿、遗精。

### 8. 阴陵泉

【定位】在小腿内侧，当胫骨内侧髁

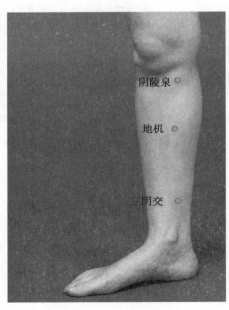

图1-49　脾经下肢穴位

后下方凹陷处（图 1-49）。

【灸法】艾炷灸 3～7 壮，或艾条灸 10～20 分钟。

【主治】喘逆、水肿、暴泄、小便不利、小便失禁、月经失调、痛经、遗精、腹胀、黄疸、阴茎痛。

### 9. 血海

【定位】屈膝，在大腿内侧，髌底内侧端上 2 寸，当股四头肌内侧头的隆起处（图 1-50）。

【灸法】艾炷灸 3～5 壮，或艾条灸 5～10 分钟。

【主治】月经不调、痛经、闭经、崩漏、股内侧痛、膝痛、皮肤湿疹、湿疮、丹毒、小便不利、气逆腹胀、瘙痒、瘾疹。

### 10. 冲门

【定位】在腹股沟外侧，距耻骨联合上缘中点 3.5 寸，当髂外动脉搏动处的外侧（图 1-50）。

【灸法】艾炷灸 3～5 壮，或艾条灸 5～10 分钟。

【主治】痔疮、小便不利、胎气上冲、腹痛、疝气。

### 11. 大横

【定位】仰卧，在腹中部，距脐中 4 寸（图 1-50）。

【灸法】艾炷灸 5～10 壮，或艾条灸 10～30 分钟。

【主治】虚寒泻痢、大便秘结、小腹痛。

### 12. 大包

【定位】在侧胸部，腋中线上，当第 6 肋间隙处（图 1-51）。

【灸法】艾炷灸 1～3 壮，或艾条灸 5～10 分钟。

【主治】胸胁痛、全身疼痛、四肢无力、气喘。

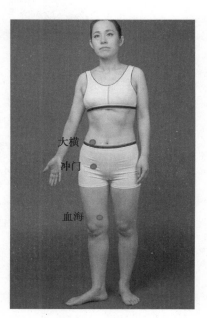

图 1-50　脾经穴位

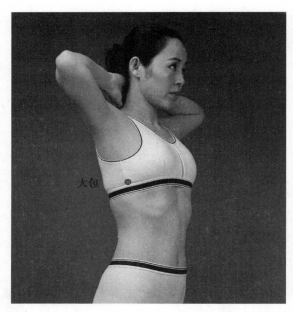

图 1-51　大包

## 五、手少阴心经

手少阴心经在心中与足太阴脾经的支脉相接，联系的脏腑器官有心系、食管、目系，属心，络小肠，在手小指与手太阳小肠经相接（图1-52）。

本经一侧9穴，8穴分布在上肢掌侧面的尺侧，1穴在腋窝中。

本经腧穴主要治疗心、胸、神志病及经脉循行部位的其他病证。治疗心脏病常用极泉、阴郄、神门；神志病常用神门、少冲；舌咽病用通里、阴郄；血证常用阴郄；上肢内侧后缘痛、麻木可用极泉、青灵、少海、灵道。

### 1. 少海

【定位】屈肘举臂，在肘横纹内侧端

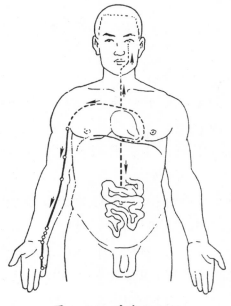

图 1-52　手少阴心经

与肱骨内上髁连线的中点处（图 1–53）。

【灸法】艾炷灸 3 ～ 5 壮，或艾条灸 5 ～ 15 分钟。

【主治】心痛、臂麻、手颤、健忘、手挛、腋胁痛、癫狂善笑、痫证、瘰疬、龋齿痛。

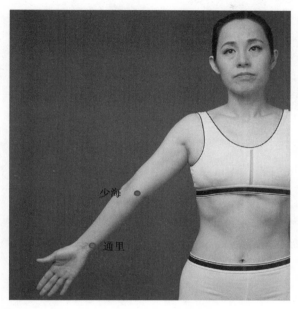

图 1–53　少海与通里

**2. 通里**

【定位】在前臂掌侧，当尺侧腕屈肌腱的桡侧缘，腕横纹上 1 寸（图 1–53）。

【灸法】艾炷灸 2 ～ 3 壮，或艾条灸 5 ～ 15 分钟。

【主治】暴喑、舌强不语、心悸怔忡、悲恐畏人、月经过多、崩漏、肩臑肘臂内后侧痛。

**3. 神门**

【定位】在腕部，腕掌侧横纹尺侧端，尺侧腕屈肌腱的桡侧凹陷处（图 1–54）。

【灸法】艾炷灸 2 ～ 3 壮，或艾条灸 5 ～ 15 分钟。

【主治】心痛心烦、失眠健忘、心悸怔忡、癫狂、痫证、目黄胁痛、掌中热、呕血、吐血、大便脓血。

### 4. 少府

【定位】在手掌面，第四、五掌骨之间，握拳时当小指尖处（图 1-55）。

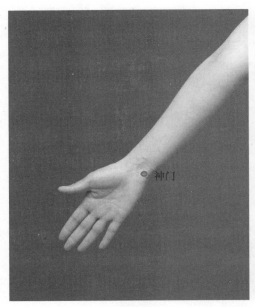

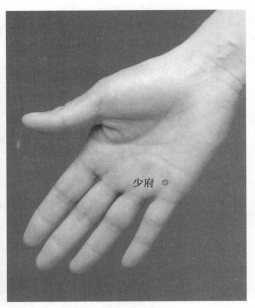

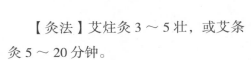

图 1-54　神门　　　　　　　　图 1-55　少府

【灸法】艾炷灸 3 ～ 5 壮，或艾条灸 5 ～ 20 分钟。

【主治】心悸、胸痛、疮疡、阴痒、阴痛、小便不利、遗尿、手指拘挛、掌中热、善笑、悲恐善惊。

### 5. 少冲

【定位】在手小指末节桡侧，距指甲角 0.1 寸（图 1-56）。

【灸法】艾炷灸 1 ～ 3 壮，或艾条灸 5 ～ 10 分钟。

【主治】心悸怔忡、胸胁痛、癫狂、热病、中风昏迷、大便脓血、吐血、臑臂内后侧痛。

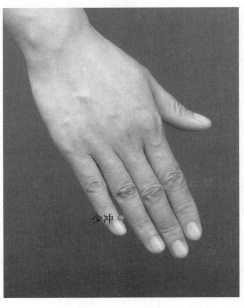

图 1-56　少冲

## 六、手太阳小肠经

手太阳小肠经在手小指与手少阴心经衔接，联系的脏腑、器官有食管、横膈、胃、心、小肠、耳、目内外眦，在目内眦与足太阳膀胱经相接（图1-57）。

本经一侧19穴，8穴分布于上肢背面尺侧，11穴在肩、颈、面部。

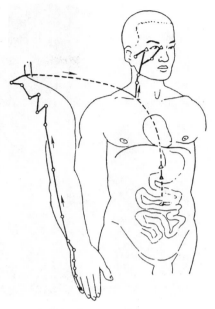

图 1-57　少太阳小肠经

本经腧穴主要治疗头、项、耳、目、咽喉病、热病、神志病及经脉循行部位的其他病证。治疗头项痛常用后溪、养老、支正、天窗、天容；治疗耳病常用听宫、后溪、前谷；治疗目疾常用后溪、养老；肩臂背部疼痛常用后溪、养老、支正；齿痛常用听宫、颧髎；咽喉痛可用少泽、前谷、天窗、天容；乳房病常用少泽、天宗、秉风、曲垣、肩外俞、肩中俞等。

### 1. 少泽

【定位】在手小指末节尺侧，距指甲角0.1寸（图1-58）。

【灸法】艾炷灸1～3壮，或艾条灸5～10分钟。

【主治】热病、中风昏迷、乳痈、乳汁少、咽喉肿痛、目赤、头痛、耳聋耳鸣、肩臂外后侧痛。

### 2. 后溪

【定位】在手掌尺侧，微握拳，当小指本节（第五掌指关节）后的远侧掌横纹头赤白肉际处（图1-58）。

【灸法】艾炷灸3～5壮，或艾条灸5～15分钟。

【主治】头项强痛、腰痛、肘臂及手指挛急、耳聋、目眦烂、热病、癫痫、狂证、盗汗。

### 3. 养老

【定位】在前臂背面尺侧，当尺骨小头近端桡侧凹陷中（图1-59）。

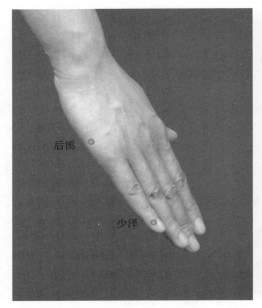
图 1-58　少泽与后溪

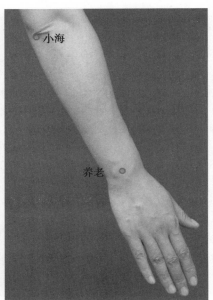
图 1-59　养老与小海

【灸法】艾炷灸 3 ～ 7 壮，或艾条灸 10 ～ 20 分钟。

【主治】目视不清、肘臂挛急、急性腰扭伤。

### 4. 小海

【定位】微屈肘，在肘内侧，当尺骨鹰嘴与肱骨内上髁之间的凹陷处（图 1–59）。

【灸法】艾炷灸 2 ～ 3 壮，或艾条灸 5 ～ 10 分钟。

【主治】颊肿、耳聋耳鸣、头痛目眩、癫狂、痫证、颈项肩臂外后侧痛。

### 5. 肩贞

【定位】在肩关节后下方（图 1–60），臂内收时腋后纹头上 1 寸（指寸）。

【灸法】艾炷灸 2 ～ 3 壮，或艾条灸 5 ～ 10 分钟。

【主治】肩臂疼痛、肩周炎、上肢麻木、耳鸣耳聋。

### 6. 天宗

【定位】在肩胛部，当冈下窝中央凹陷处，与第四胸椎相平（图 1–60）。

【灸法】艾炷灸 3 ～ 5 壮，或艾条灸 5 ～ 10 分钟。

【主治】肩胛疼痛、肘臂后侧痛、气喘、乳痈。

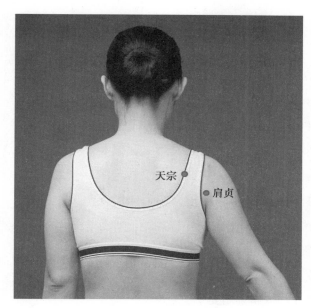

图 1-60　肩贞与天宗

### 7. 颧髎

【定位】在面部，当目外眦直下，颧骨下缘凹陷处（图 1-61）。

【灸法】艾炷灸 3～5 壮，或艾条灸 10～20 分钟。

【主治】口眼㖞斜、眼睑眴动、目赤肿痛、面痛、齿痛。

### 8. 听宫

【定位】在面部，耳屏前，下颌骨髁状突的后方，张口时呈凹陷处。

【灸法】艾炷灸 2～3 壮，或艾条灸 5～10 分钟。

【主治】耳聋耳鸣、失声、癫痫。

## 七、足太阳膀胱经

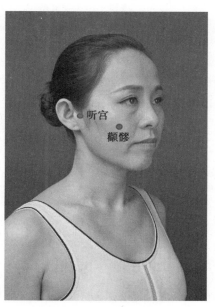

图 1-61　颧髎与听宫

足太阳膀胱经在内眼角与手太阳小肠经衔接，联系的脏腑器官有目、鼻、脑，属膀胱，络肾，在足小趾与足少阴肾经相接（图1-62）。

本经一侧67穴，10穴分布于头项部，39穴分布于背腰部，18穴分布在下肢后外侧部。

本经腧穴主要治疗头、项、目、腰、下肢部及神志病，背部第一侧线的背俞穴及第二侧线相平的腧穴主治与其相关的脏腑病证和有关的组织器官病证。第1～6胸椎两侧的腧穴治心、肺疾病；第7～12胸椎两侧的腧穴治疗肝、胆、脾等疾病；第1腰椎到第5骶椎两侧的腧穴治疗肾、膀胱、大小肠、子宫等疾病；头面部病证常用京骨、攒足、眉冲等；腰痛常用委中、昆仑。

**1. 攒竹**

【定位】在面部，当眉头陷中，眶上切迹处（图1-63）。

【灸法】艾炷灸2～3壮，或艾条灸5～10分钟。

【主治】头痛、眉棱骨痛、近视、目赤肿痛、迎风流泪、眼睑瞤动、面瘫。

**2. 天柱**

【定位】在项部，大筋（斜方肌）外缘之后发际凹陷中，约当后发际正中旁开1.3寸（图1-64）。

【灸法】艾炷灸5～7壮，或艾条灸5～15分钟。

【主治】头项强痛、眩晕、肩背痛。

**3. 大杼**

【定位】在背部，当第1胸椎棘突下旁开1.5寸（图1-64）。

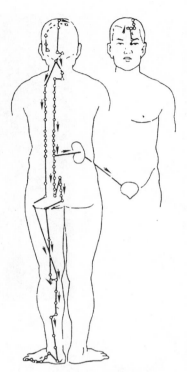

图 1-62　足太阳膀胱经

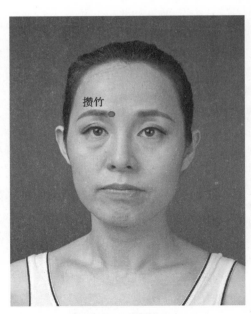

图 1-63　攒竹

【灸法】艾炷灸 3 ～ 7 壮，或艾条灸 10 ～ 30 分钟。

【主治】感冒发热、头痛鼻塞、肩背颈项疼痛。

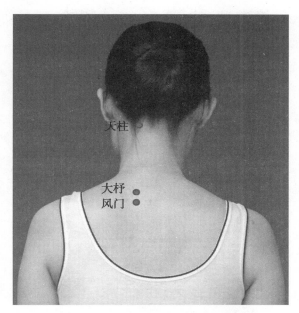

图 1-64　天柱、大杼与风门

### 4. 风门

【定位】在背部，当第 2 胸椎棘突下旁开 1.5 寸（图 1-64）。

【灸法】艾炷灸 3 ～ 10 壮，或艾条灸 10 ～ 30 分钟。

【主治】伤风感冒、咳嗽、发热头痛、项背痛。

### 5. 肺俞

【定位】在背部，当第 3 胸椎棘突下旁开 1.5 寸（图 1-65）。

【灸法】艾炷灸 3 ～ 7 壮，或艾条灸 10 ～ 30 分钟。

【主治】咳嗽、气喘、胸满痛、骨蒸潮热、盗汗。

### 6. 心俞

【定位】在背部，当第 5 胸椎棘突下旁开 1.5 寸（图 1-65）。

【灸法】艾炷灸 3 ～ 10 壮，或艾条灸 10 ～ 30 分钟。

【主治】失眠健忘、心悸怔忡、胸痛引背、心烦、梦遗、癫狂、痫证。

### 7. 督俞

【定位】在背部，当第 6 胸椎棘突下旁开 1.5 寸（图 1-65）。

【灸法】艾炷灸 3 ～ 10 壮，或艾条灸 10 ～ 30 分钟。

【主治】心痛、胸闷、腹胀腹痛、脱发、皮肤瘙痒。

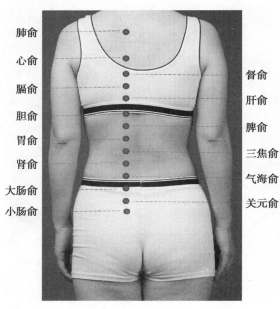

肺俞　心俞　膈俞　胆俞　胃俞　肾俞　大肠俞　小肠俞

督俞　肝俞　脾俞　三焦俞　气海俞　关元俞

图 1-65　背俞穴

### 8. 膈俞

【定位】在背部，当第 7 胸椎棘突下旁开 1.5 寸（图 1-65）。

【灸法】艾炷灸 3 ～ 7 壮，或艾条灸 10 ～ 30 分钟。

【主治】胃脘胀痛、呕吐、呃逆、咳喘、吐血、盗汗、潮热。

### 9. 肝俞

【定位】在背部，当第 9 胸椎棘突下旁开 1.5 寸（图 1-65）。

【灸法】艾炷灸 3 ～ 10 壮，或艾条灸 10 ～ 30 分钟。

【主治】黄疸、胁痛、吐血、衄血、眩晕、夜盲、癫狂、痫证、脊背痛。

### 10. 胆俞

【定位】在背部，当第 10 胸椎棘突下旁开 1.5 寸（图 1-65）。

【灸法】艾炷灸 3 ～ 9 壮，或艾条灸 5 ～ 30 分钟。

【主治】黄疸，口苦胁痛，呕吐。

### 11. 脾俞

【定位】在背部，当第 11 胸椎棘突下旁开 1.5 寸（图 1–65）。

【灸法】艾炷灸 3 ～ 9 壮，或艾条灸 5 ～ 30 分钟。

【主治】脘腹胀痛、泄泻、消化不良、胁痛、呕吐、便血、水肿。

### 12. 胃俞

【定位】在背部，当第 12 胸椎棘突下旁开 1.5 寸（图 1–65）。

【灸法】艾炷灸 3 ～ 9 壮，或艾条灸 5 ～ 30 分钟。

【主治】胃脘痛、腹胀、呃逆、呕吐、完谷不化、失眠。

### 13. 三焦俞

【定位】在腰部，当第 1 腰椎棘突下旁开 1.5 寸（图 1–65）。

【灸法】艾炷灸 3 ～ 5 壮，或艾条灸 5 ～ 10 分钟。

【主治】腹胀、肠鸣、呕吐、泄泻、小便不利、水肿、肩背腰脊强痛。

### 14. 肾俞

【定位】在腰部，当第 2 腰椎棘突下旁开 1.5 寸（图 1–65）。

【灸法】艾炷灸 3 ～ 7 壮，或艾条灸 10 ～ 15 分钟。

【主治】腰痛、阳痿、遗精、遗尿、小便频数、月经不调、白带、水肿、耳聋耳鸣、喘咳少气。

### 15. 气海俞

【定位】在腰部，当第 3 腰椎棘突下旁开 1.5 寸（图 1–65）。

【灸法】艾炷灸 3 ～ 7 壮，或艾条灸 10 ～ 30 分钟。

【主治】腰痛、腿膝不利、痛经、痔漏。

### 16. 大肠俞

【定位】在腰部，当第 4 腰椎棘突下旁开 1.5 寸（图 1–65）。

【灸法】艾炷灸 3 ～ 7 壮，或艾条灸 10 ～ 30 分钟。

【主治】腹胀腹痛、泄泻、便秘、腰脊疼痛。

### 17. 关元俞

【定位】在腰部，当第 5 腰椎棘突下旁开 1.5 寸（图 1–65）。

【灸法】艾炷灸 3 ～ 7 壮，或艾条灸 10 ～ 30 分钟。

【主治】腹胀、泄泻、小便不利、遗尿、消渴、腰痛。

### 18. 小肠俞

【定位】在骶部，当骶正中嵴旁 1.5 寸，平第一骶后孔（图 1–65）。

【灸法】艾炷灸 3 ～ 7 壮，或艾条灸 5 ～ 30 分钟。

【主治】小腹胀痛、泄泻、遗精、遗尿、尿血、痔疮、白带、腰腿痛。

### 19. 膀胱俞

【定位】在骶部，当骶正中嵴旁 1.5 寸，平第二骶后孔（图 1–66）。

【灸法】艾炷灸 3 ～ 7 壮，或艾条灸 5 ～ 30 分钟。

【主治】小便赤涩、遗尿、遗精、腹痛泄泻、便秘、腰脊强痛。

### 20. 次髎

【定位】在骶部，当髂后上棘与后正中线之间，适对第二骶后孔处（图 1–66）。

【灸法】艾炷灸 5 ～ 7 壮，或艾条灸 10 ～ 20 分钟。

【主治】腰痛、月经不调、赤白带下、遗精阳痿、小便不利、腰骶痛、下肢痿痹。

### 21. 承扶

【定位】在大腿后面，臀下横纹的中点（图 1–66）。

【灸法】艾炷灸 3 ～ 5 壮，或艾条灸 10 ～ 20 分钟。

【主治】痔疮、腰骶臀部疼痛、坐骨神经痛。

### 22. 委中

【定位】在腘横纹中点，当股二头肌肌腱与半腱肌肌腱的中间（图 1–66）。

【灸法】艾炷灸 3 ～ 5 壮，或艾条灸 5 ～ 10 分钟。

【主治】腰痛、下肢痿痹、半身不遂、腘筋挛急、腹痛、呕吐、遗尿、小便难。

### 23. 膏肓

【定位】在背部，当第 4 胸椎棘突下旁开 3

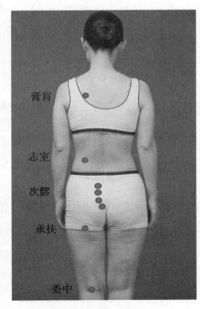

图 1–66　膀胱经背部腧穴

寸（图 1-66）。

【灸法】艾炷灸 5 ～ 10 壮，或艾条灸 10 ～ 50 分钟。

【主治】肺痨、咳嗽、吐血、盗汗、健忘、遗精、完谷不化、肩胛背痛。

### 24. 志室

【定位】在腰部，当第 2 腰椎棘突下旁开 3 寸（图 1-66）。

【灸法】艾炷灸 5 ～ 10 壮，或艾条灸 10 ～ 30 分钟。

【主治】遗精、阳痿、小便淋沥、水肿、腰脊强痛。

### 25. 秩边

【定位】在臀部，当第 4 骶后孔，骶正中嵴旁开 3 寸（图 1-66）。

【灸法】艾炷灸 3 ～ 7 壮，或艾条灸 10 ～ 30 分钟。

【主治】腰骶痛、坐骨神经痛、大小便不利、痔疾。

### 26. 承山

【定位】在小腿后面正中，委中与昆仑之间，当伸直小腿或足跟上提时，腓肠肌肌腹下出现尖角凹陷处（图 1-67）。

【灸法】艾炷灸 3 ～ 7 壮，或艾条灸 10 ～ 20 分钟。

【主治】腰背痛、腿痛转筋、痔疮、便秘、脚气。

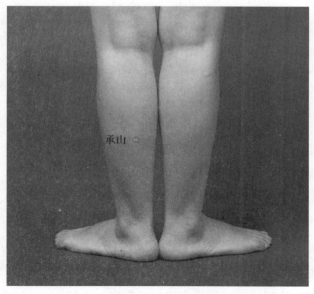

图 1-67　承山

### 27. 昆仑

【定位】在足部外踝后方，当外踝尖与跟腱之间凹陷处（图 1-68）。

【灸法】艾炷灸 3 ～ 7 壮，或艾条灸 10 ～ 20 分钟。

【主治】头痛项强、肩背拘急、腰痛、足跟痛、小儿痫证、难产。

### 28. 申脉

【定位】在足外侧部，外踝直下方凹陷中（图 1-68）。

【灸法】艾炷灸 3 ～ 5 壮，或艾条灸 5 ～ 10 分钟。

【主治】癫痫、头痛、眩晕、失眠、腰腿痛而不能久立坐、目赤痛、失眠、项强。

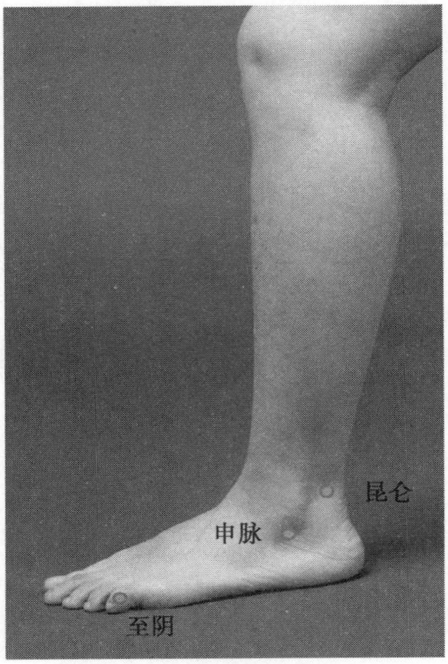

图 1-68　膀胱经足部穴位

### 29. 至阴

【定位】在足小趾末节外侧，距趾甲角 0.1 寸（图 1-68）。

【灸法】艾炷灸 3 ～ 5 壮，或艾条灸 5 ～ 30 分钟。

【主治】头痛、目痛、鼻塞、胎位不正、胞衣不下、难产。

## 八、足少阴肾经

足少阴肾经在足小趾与足太阳膀胱经衔接，联系的脏腑器官有喉咙、舌，属肾，络膀胱，贯肝，入肺，络心，在胸中与手厥阴心包经相接（图 1-69）。

本经一侧 27 穴，10 穴分布于下肢内侧面，17 穴分布于胸腹第一侧线。

本经腧穴主要治疗妇科病、前阴病和肺、肾、咽喉病及经脉循行部位的其他病证。治疗遗精、阳痿、小便

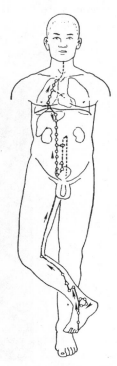

图 1-69　足少阴肾经

不利常用大赫、水泉、阴谷和复溜。月经不调常用四满、太溪、然谷、复溜、照海。太溪穴有补益肾气、益肾阴、健脑补脾的功能，复溜有滋阴补肾的功能，两穴合用能治疗肾精亏虚引起的眩晕、头痛、耳聋、耳鸣。

### 1. 涌泉

【定位】在足底部，卷足时足前部凹陷处，约当足底二、三趾趾缝纹头端与足跟连线的前1/3与后2/3交点上（图1-70）。

【灸法】艾炷灸3～5壮，或艾条灸5～10分钟。

【主治】头顶痛、头晕眼花、舌干、咽喉痛、便秘、小便不利、小儿惊风、手足心热、晕厥、癫痫。

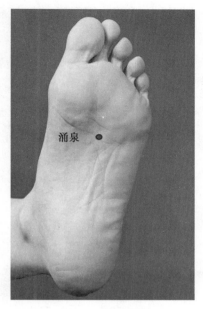

图1-70　涌泉

### 2. 然谷

【定位】在足内侧缘，足舟骨粗隆下方，赤白肉际处（图1-71）。

【灸法】艾炷灸3～5壮，或艾条灸5～10分钟。

【主治】咽喉痛、耳聋、耳鸣、咳喘、气喘、糖尿病、月经不调、遗精、阳痿、小便频数、失眠、健忘、腰脊痛、下肢厥冷、内踝肿痛。

### 3. 太溪

【定位】在足内侧，内踝后方，当内踝尖与跟腱之间的凹陷处（图1-71）。

【灸法】艾炷灸3～5壮，或艾条灸5～10分钟。

【主治】月经不调、遗精、阳痿、小

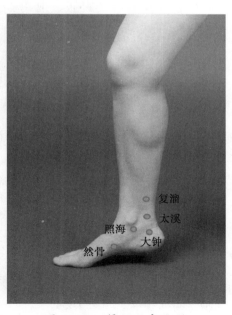

图1-71　肾经足部穴位

便不利、泄泻、糖尿病、小儿脐风、牙关紧闭、咯血、咽喉肿痛。

**4. 大钟**

【定位】在足内侧，内踝后下方，当跟腱附着部的内侧前方凹陷处（图1-71）。

【灸法】艾炷灸3～5壮，或艾条灸5～15分钟。

【主治】腰脊强痛、足跟痛、咯血、气喘、二便不利、月经不调。

**5. 照海**

【定位】在足内侧，内踝尖下方凹陷处（图1-71）。

【灸法】艾炷灸3～5壮，或艾条灸5～15分钟。

【主治】咽喉干燥、癫痫、失眠、月经不调、痛经、赤白带下、疝气、脚气。

**6. 复溜**

【定位】在小腿内侧，太溪直上2寸，跟腱的前方（图1-71）。

【灸法】艾炷灸3～5壮，或艾条灸10～20分钟。

【主治】水肿、腹胀、泄泻、盗汗、肠鸣泄泻、项背腰脊强痛。

**7. 肓俞**

【定位】仰卧，在中腹部，当脐中旁开0.5寸（图1-72）。

【灸法】艾炷灸3～5壮，或艾条灸10～30分钟。

【主治】腹痛绕脐、呕吐、腹胀、泄泻、疝气、月经不调、腰脊痛。

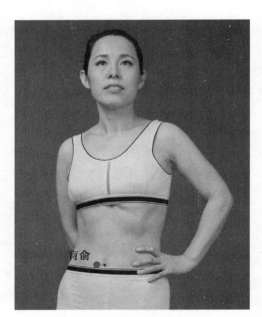

图1-72　肓俞

## 九、手厥阴心包经

手厥阴心包经在胸中与足少阴肾经衔接，属心包，络三焦，在无名指端与手少阳三焦经相接（图1-73）。

本经一侧9穴，1穴分布于胸前，8穴分布于上肢内侧。

　　本经腧穴主要治疗心、胸、胃、神志病及经脉循行部位的其他病证。治疗心、胸、胃病常用曲泽、郄门、间使、内关和大陵；治疗神志病常用间使、劳宫、中冲；内关有宣通三焦、醒脑开窍、行气止痛的功效；天池以治疗胸胁痛、心肺病为主。

**1. 曲泽**

【定位】在肘横纹中，当肱二头肌腱的尺侧缘（图 1–74）。

【灸法】艾炷灸 3 ～ 5 壮，或艾条灸 5 ～ 10 分钟。

【主治】心痛、心悸、善惊、胃痛、呕吐、热病、烦躁、肘臂痛、上肢颤动。

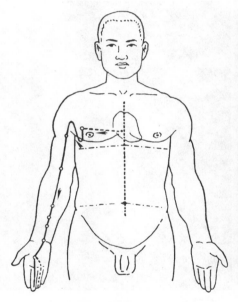

图 1–73　手厥阴心包经

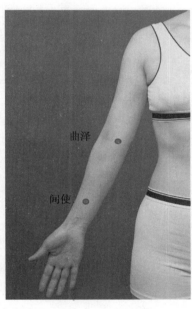

图 1–74　曲泽与间使

**2. 间使**

【定位】在前臂掌侧，当曲泽与大陵的连线上，腕横纹上 3 寸，掌长肌腱与桡侧腕屈肌腱之间（图 1–74）。

【灸法】艾炷灸 3 ～ 7 壮，或艾条灸 10 ～ 20 分钟。

【主治】心痛、心悸、烦躁、癫狂病、胃痛、呕吐。

**3. 内关**

【定位】在前臂掌侧，当曲泽与大陵的连线上，腕横纹上 2 寸，掌长肌腱与桡侧腕屈肌腱之间（图 1-75）。

【灸法】艾炷灸 3 ～ 5 壮，或艾条灸 5 ～ 15 分钟。

【主治】心痛、心悸、胸痛、胃痛、呕吐、失眠、健忘、癫、狂、痫、郁证、眩晕、晕车。

### 4. 大陵

【定位】在腕掌横纹的中点处，当掌长肌腱与桡侧腕屈肌腱之间（图 1-76）。

【灸法】艾炷灸 3 ～ 5 壮，或艾条灸 5 ～ 15 分钟。

【主治】心胸疼痛、心悸怔忡、胃痛呕吐、癫狂、痫证。

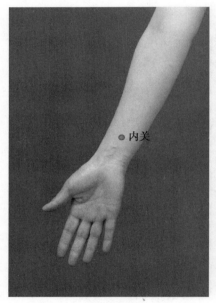

图 1-75　内关

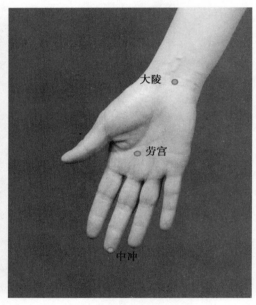

图 1-76　心包经手部穴位

### 5. 劳宫

【定位】在手掌心，当第二、三掌骨之间偏于第三掌骨，握拳屈指时中指尖处（图 1-76）。

【灸法】艾炷灸 3 ～ 5 壮，或艾条灸 5 ～ 15 分钟。

【主治】中风昏迷，心痛呕吐、中暑、口臭、口疮、心烦。

### 6. 中冲

【定位】在手中指末节尖端中央（图 1-76）。

【灸法】艾炷灸 3 ～ 5 壮，或艾条灸 5 ～ 10 分钟。

【主治】中风昏迷、舌强不语、中暑、心痛、晕厥。

## 十、手少阳三焦经

手少阳三焦经在无名指与手厥阴心包经衔接，联系的脏腑器官有耳、目，属三焦，络心包，在目外眦与足少阳胆经相接（图 1-77）。

本经一侧 23 穴，13 穴在上肢外侧，10 穴分布于侧头、项、肩部。

本经腧穴主要治疗侧头、耳、目、咽喉、胸胁病、热病及经脉循行部位的其他病证。治疗目疾常用丝竹空、液门、阳池；治疗耳疾常用耳门、翳风、中渚、外关、液门；治疗咽喉病常用关冲、液门、阳池；治疗偏头痛常用丝竹空、角孙、外关、天井；治疗热病常用关冲、中渚、外关、支沟。翳风有疏风通络的功效，长于治疗耳、口、齿、面颊痛；支沟有泻热通便的功效；中渚、阳池能治消渴。

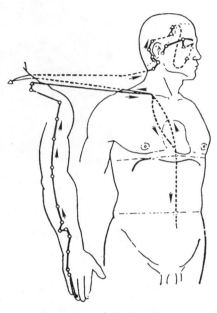

图 1-77　手少阳三焦经

### 1. 关冲

【定位】在手环指末节尺侧，距指甲角 0.1 寸（图 1-78）。

【灸法】艾炷灸 2 ～ 3 壮，或艾条灸 5 ～ 10 分钟。

【主治】头痛、目赤、耳聋、耳鸣、舌强、热病、心烦。

### 2. 液门

【定位】在手背部，当第四、五指间，指蹼缘后方赤白肉际处（图 1-78）。

【灸法】艾炷灸 2 ～ 3 壮，或艾条灸 5 ～ 10 分钟。

【主治】头痛、目赤、耳痛、耳鸣、咽喉肿痛、手臂痛。

### 3. 阳池

【定位】在腕背横纹中，当指伸肌腱的尺侧缘凹陷处（图 1-78）。

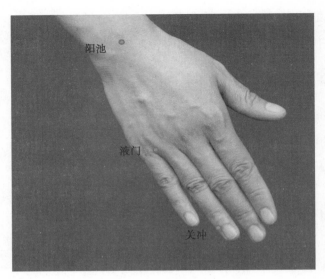

图 1-78　三焦经手部穴位

【灸法】艾炷灸 2 ～ 3 壮，或艾条灸 5 ～ 10 分钟。

【主治】热病、头面痛、耳聋、耳鸣、目赤肿痛、胁痛、肩背痛、肩周炎、手指痉挛疼痛、手颤。

### 4. 外关

【定位】在前臂背侧，当阳池与肘尖的连线上，腕背横纹上 2 寸，尺骨与桡骨之间（图 1-79）。

【灸法】艾炷灸 3 ～ 7 壮，或艾条灸 10 ～ 20 分钟。

【主治】腕痛、肩臂痛、耳聋、消渴、口干、咽喉肿痛。

### 5. 会宗

【定位】在前臂背侧，当腕背横纹上 3 寸，支沟尺侧，尺骨的桡侧缘（图 1-79）。

【灸法】艾炷灸 3 ～ 7 壮，或艾条灸 10 ～ 20 分钟。

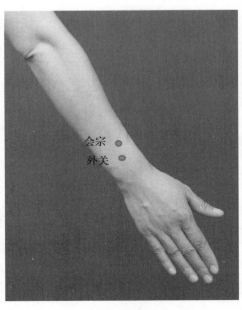

图 1-79　外关与会宗

【主治】耳聋、痫证、上肢肌肤痛。

### 6. 天井

【定位】在臂外侧，屈肘时当肘尖直上1寸凹陷处（图1-80）。

【灸法】艾炷灸3～5壮，或艾条灸5～10分钟。

【主治】偏头痛、颈项痛、肩臂痛、肘痛、耳聋、瘰疬、癫痫。

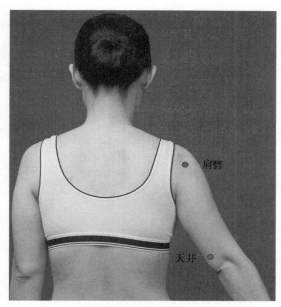

图1-80　天井与肩髎

### 7. 肩髎

【定位】在肩部，肩髃后方，当臂外展时于肩峰后下方呈现凹陷处（图1-80）。

【灸法】艾炷灸3～5壮，或艾条灸5～25分钟。

【主治】肩周炎、上肢痛、偏瘫。

### 8. 角孙

【定位】在头部，折耳郭向前，当耳尖直上入发际处（图1-81）。

【灸法】艾炷灸1～3壮，或艾条灸5～10分钟。

【主治】耳部肿痛、目赤肿痛、目翳、项强、头痛。

### 9. 耳门

【定位】在面部，当耳屏上切迹的前方，下颌骨髁状突后缘，张口有凹陷处（图 1–81）。

【灸法】艾炷灸 1 ～ 3 壮，或艾条灸 5 ～ 10 分钟。

【主治】耳聋、耳鸣、聤耳、三叉神经痛。

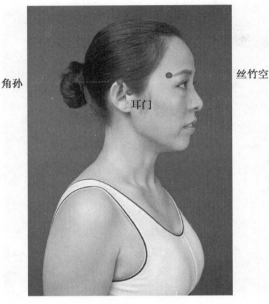

图 1–81　三焦经头部穴位

### 10. 丝竹空

【定位】在面部，当眉梢凹陷处（图 1–81）。

【灸法】艾炷灸 1 ～ 3 壮，或艾条灸 3 ～ 5 分钟。

【主治】头痛、目眩、目赤痛、眼睑瞤动、面瘫。

## 十一、足少阳胆经

足少阳胆经在目外眦与手少阳三焦经衔接，联系的脏腑器官有目、耳，属胆，络肝，在足大趾甲后与足厥阴肝经相接（图 1–82）。

本经一侧 44 穴，15 穴分布于下肢外侧面，8 穴在髋、侧腹、侧胸部，21 穴在头面、项、肩部。

本经腧穴主要治疗侧头、目、耳、咽喉、肝胆病、神志病、热病及经脉循行部位其他的病证。治疗目疾常用瞳子髎、目窗、头临泣、风池和足临泣。治疗耳疾常用听会、丘墟和足临泣。治疗偏头痛常用悬颅、悬厘、丘墟和足临泣。治疗乳房疾患常用日月、肩井和光明。治疗胸胁疼痛常用日月、阳陵泉、外丘和悬钟。风池和风市有散风的功能。阳陵泉、外丘和丘墟有疏肝理气的功能。

**1. 瞳子髎**

【定位】在面部，目外眦旁，当眶外侧缘处（图1-83）。

【灸法】艾炷灸1～3壮，或艾条灸5～10分钟。

【主治】头痛、目赤肿痛、怕光羞明、迎风流泪、近视、白内障。

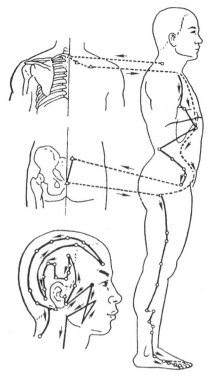

图1-82　足少阳胆经

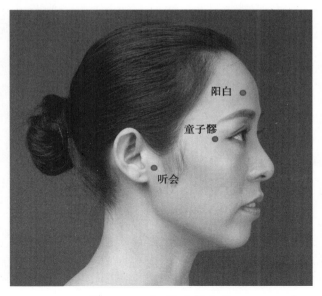

图1-83　胆经头部穴位

**2. 听会**

【定位】在面部，当耳屏间切迹的前方，下颌骨髁状突的后缘，张口有凹陷处（图1-83）。

【灸法】艾炷灸3～5壮，或艾条灸5～10分钟。

【主治】耳聋、耳鸣、聤耳流脓、面瘫、下颌脱臼、面痛。

**3. 阳白**

【定位】在前额部，当瞳孔直上，眉上1寸（图1-83）。

【灸法】艾炷灸2～3壮，或艾条灸5～10分钟。

【主治】头痛、目眩、面瘫、眼睑瞤动。

**4. 风池**

【定位】在项部，当枕骨之下，与风府相平，胸锁乳突肌与斜方肌上端之间的凹陷处（图1-84）。

【灸法】艾炷灸3～7壮，或艾条灸5～15分钟。

【主治】感冒、头痛、咳嗽、颈项强痛、偏头痛、偏瘫、口眼㖞斜、目赤痛。

**5. 肩井**

【定位】在肩上，前直对乳中，当大椎与肩峰端连线的中点上（图1-84）。

【灸法】艾炷灸3～7壮，或艾条灸10～30分钟。

【主治】肩背痹痛、颈项强痛、手臂不举、乳痈、感冒呕吐、中风、瘰疬。

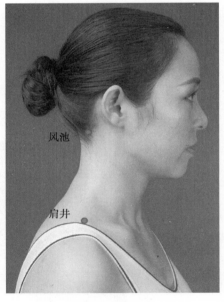

图1-84　风池与肩井

**6. 京门**

【定位】在侧腰部，章门后1.8寸，当第12肋骨游离端的下方（图1-85）。

【灸法】艾炷灸2～3壮，或艾条灸5～10分钟。

【主治】肠鸣、泄泻、腹胀、腰胁痛。

### 7. 带脉

【定位】在侧腹部，章门下 1.8 寸，当第 11 肋骨游离端下方垂线与脐水平线的交点上（图 1-85）。

【灸法】艾炷灸 3 ～ 7 壮，或艾条灸 10 ～ 30 分钟。

【主治】月经不调、赤白带下、疝气、腰胁痛。

### 8. 环跳

【定位】在股外侧部，侧卧屈股，当股骨大转子最凸点与骶管裂孔连线的外三分之一与中三分之一交点处（图 1-85）。

【灸法】艾炷灸 5 ～ 10 壮，或艾条灸 10 ～ 50 分钟。

【主治】腰痛、坐骨神经痛、下肢痿痹、中风偏瘫、急性腰扭伤。

### 9. 风市

【定位】在大腿外侧部的中线上，当腘横纹上 7 寸；或直立垂手时中指尖处（图 1-86）。

【灸法】艾炷灸 5 ～ 7 壮，或艾条灸 5 ～ 30 分钟。

【主治】中风半身不遂、下肢痿痹、麻木、遍身瘙痒、脚气。

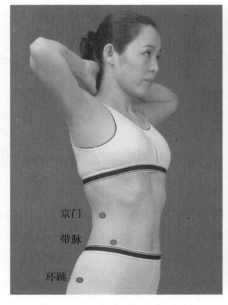

图 1-85　胆经髂腰部穴位

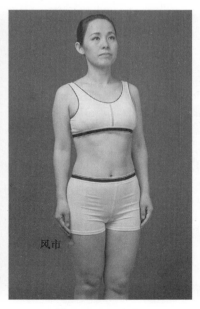

图 1-86　风市

**10. 膝阳关**

【定位】在膝外侧，当阳陵泉上3寸，股骨外上髁上方的凹陷处（图1-87）。

【灸法】艾炷灸3～5壮，或艾条灸5～15分钟。

【主治】膝髌肿痛、腘筋挛急、小腿麻木。

**11. 阳陵泉**

【定位】在小腿外侧，当腓骨头前下方凹陷处（图1-87）。

【灸法】艾炷灸3～7壮，或艾条灸10～30分钟。

【主治】胸胁痛、口苦、呕吐酸水、中风偏瘫、下肢痿痹、膝肿痛、脚气。

**12. 光明**

【定位】在小腿外侧，当外踝尖上5寸，腓骨前缘（图1-87）。

【灸法】艾炷灸3～5壮，或艾条灸5～25分钟。

【主治】目痛、夜盲、乳胀痛、膝痛。

**13. 悬钟**

【定位】在小腿外侧，当外踝尖上3寸，腓骨前缘（图1-88）。

【灸法】艾炷灸3～7壮，或艾条灸5～25分钟。

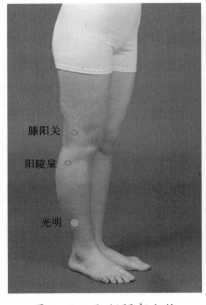
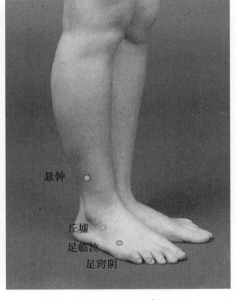

图1-87　胆经腿部穴位　　　　图1-88　胆经足部穴位

【主治】半身不遂、颈项强痛、胸腹胀满、胁肋疼痛、膝腿痛、脚气、小儿发育不良、痔疮。

### 14. 丘墟

【定位】在足外踝的前下方，当趾长伸肌腱的外侧凹陷处（图1-88）。

【灸法】艾炷灸3～5壮，或艾条灸5～15分钟。

【主治】颈项痛，目赤肿痛，胸胁痛，外踝肿痛，中风偏瘫。

### 15. 足临泣

【定位】在足背外侧，当足四趾本节（第四跖趾关节）的后方，小趾伸肌腱的外侧凹陷处（图1-88）。

【灸法】艾炷灸3～5壮，或艾条灸5～15分钟。

【主治】目赤肿痛、头痛、目外眦痛、胁肋疼痛、月经不调、遗尿、乳腺炎、足跗疼痛。

### 16. 足窍阴

【定位】在足第四趾末节外侧，距趾甲角0.1寸（图1-88）。

【灸法】艾炷灸1～3壮，或艾条灸3～5分钟。

【主治】偏头痛、目赤肿痛、耳聋耳鸣、胸胁痛、足跗肿痛。

## 十二、足厥阴肝经

足厥阴肝经在足大趾甲后与足少阳胆经衔接，联系的脏腑器官有阴器、鼻咽部、目系（图1-89）。

本经一侧14穴，12穴分布于下肢内侧，2穴在腹、胸部。

本经腧穴主要治疗肝胆、妇科、前阴病及经脉循行部位的其他病证。治疗胸胁胀满疼痛、肝胆病、情志病常用太冲、期门。治疗疝

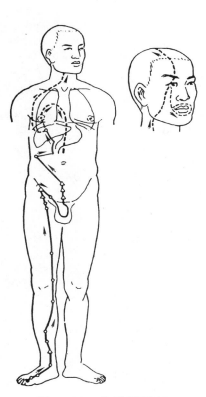

图1-89　足厥阴肝经

气、生殖系统疾病、小腹疼痛常用太冲、大敦。治疗阴部湿疹常用蠡沟、中都。治疗眩晕、目疾常用行间、太冲。太冲、行间、期门有疏肝解郁、平肝潜阳的功能。中都、蠡沟有清肝胆湿热的功能。

### 1. 大敦

【定位】在足大趾末节外侧，距趾甲角 0.1 寸（图 1-90）。

【灸法】艾炷灸 3 ～ 5 壮，或艾条灸 5 ～ 15 分钟。

【主治】疝气、遗精、遗尿、月经不调、血崩、癫痫、小腹痛。

### 2. 行间

【定位】在足背侧，当第 1、2 趾间，趾蹼缘的后方赤白肉际处（图 1-90）。

【灸法】艾炷灸 3 ～ 5 壮，或艾条灸 5 ～ 15 分钟。

【主治】月经不调、闭经、痛经、头痛、目赤肿痛、胸胁满痛、呃逆、遗尿、疝气、眩晕、中风、失眠、面瘫。

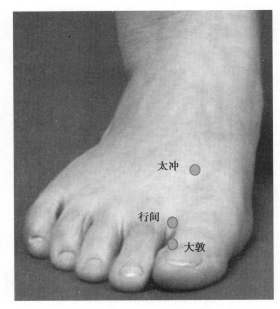

图 1-90　肝经足部穴位

### 3. 太冲

【定位】在足背侧，当第 1 跖骨间隙的后方凹陷处（图 1-90）。

【灸法】艾炷灸 3 ～ 5 壮，或艾条灸 5 ～ 15 分钟。

【主治】头痛眩晕、目赤肿痛、面瘫、疝气、月经不调、胁痛、腹胀、黄疸、呕逆、遗精、癫痫、小儿惊风。

4. 蠡沟

【定位】在小腿内侧，当足内踝尖上 5 寸，胫骨内侧面的中央（图 1-91）。

【灸法】艾炷灸 3 ～ 5 壮，或艾条灸 5 ～ 15 分钟。

【主治】月经不调、赤白带下、小便不利、遗尿、阴挺、阴痒、疝气、睾丸肿痛、下肢痿痹。

5. 曲泉

【定位】在膝内侧，屈膝，当膝关节内侧面横纹内侧端，股骨内侧髁的后缘，半腱肌、半膜肌止端的前缘凹陷（图 1-91）。

【灸法】艾炷灸 3 ～ 5 壮，或艾条灸 5 ～ 20 分钟。

【主治】月经不调、痛经、白带、遗精、阳痿、疝气、小便不利、头痛目眩、癫狂、膝髌肿痛、下肢痿痹。

6. 章门

【定位】在侧腹部，当第 11 肋游离端的下方（图 1-92）。

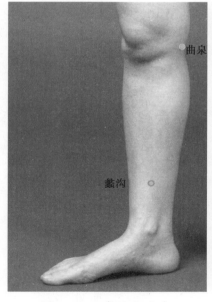
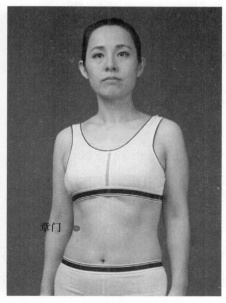

图 1-91　蠡沟与曲泉　　　　　　图 1-92　章门

【灸法】艾炷灸 3 ～ 5 壮，或艾条灸 5 ～ 20 分钟。

【主治】腹胀腹痛、肠鸣泄泻、呕吐、神疲肢倦、胸胁痛、小儿疳积、痞块、腰脊酸痛。

### 7. 期门

【定位】乳中直下，平第 6 肋间隙。

【灸法】艾炷灸 3 ～ 5 壮，或艾条灸 5 ～ 20 分钟。

【主治】胸胁胀满疼痛、呕吐、呃逆等。

## 十三、任脉

任脉起于胞中，其主干行于前正中线，按十四经流注顺序与督脉衔接，交于手太阴肺经（图 1-93），联系的脏腑器官主要有胞中、咽喉、唇、口、目。

本经首穴为会阴，末穴为承浆，一名一穴，共 24 穴。

本经腧穴主要治疗腹、胸、颈、头面的局部病证及相应的内脏器官病证，部分腧穴有保健作用，少数腧穴可治疗神志病。治疗妇科、男科病证常用关元、中极、气海等；治疗癃闭、遗尿常用中极、曲骨、关元、石门等；治疗胃肠病常用中脘、神阙、下脘、建里等；治疗咳嗽、气喘常用膻中、天突、华盖

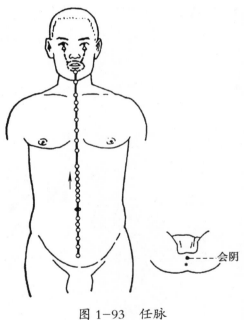

图 1-93　任脉

等；中风失语常取廉泉；口㖞流涎常取承浆；会阴主溺水急救。

### 1. 中极

【定位】在下腹部，前正中线上，当脐中下 4 寸（图 1-94）。

【灸法】艾炷灸 5 ～ 10 壮，或艾条灸 10 ～ 30 分钟。

【主治】遗尿、遗精、早泄、阳痿、月经不调、痛经、崩漏、带下、小便不利、产后恶露不止、胞衣不下。

### 2. 关元

【定位】在下腹部，前正中线上，当脐中下 3 寸（图 1-94）。

【灸法】艾炷灸 5 ～ 10 壮，或艾条灸 10 ～ 30 分钟。

【主治】中风脱证、虚痨、腹痛、胃下垂、脱肛、疝气、小便不利、尿闭、遗精、阳痿、月经不调、痛经、产后恶露不止、糖尿病、眩晕。

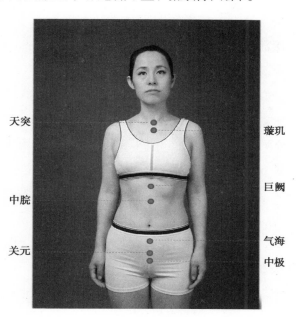

图 1-94　任脉穴

### 3. 气海

【定位】在下腹部，前正中线上，当脐中下 1.5 寸（图 1-94）。

【灸法】艾炷灸 5 ～ 10 壮，或艾条灸 10 ～ 30 分钟。

【主治】绕脐腹痛、脘腹胀满、水谷不化、便秘、腹泻、遗尿、遗精、阳痿、月经不调、带下病、痛经、闭经、崩漏、产后恶露不止、胞衣不下、体虚四肢无力。

### 4. 神阙

【定位】在腹中部，脐中央。

【灸法】艾炷灸 5 ～ 10 壮，或艾条灸 10 ～ 30 分钟。

【主治】中风虚脱、形疲体乏、腹痛、水肿鼓胀、泄泻、脱肛、便秘、不孕症、腹痛。

**5. 中脘**

【定位】在上腹部，前正中线上，当脐中上 4 寸（图 1-94）。

【灸法】艾炷灸 5 ～ 10 壮，或艾条灸 5 ～ 30 分钟。

【主治】胃脘痛、腹胀、呕吐、呃逆、吞酸纳呆、完谷不化、疳积、肠鸣泄泻、便秘、失眠、产后血晕。

**6. 巨阙**

【定位】在上腹部，前正中线上，当脐中上 6 寸（图 1-94）。

【灸法】艾炷灸 5 ～ 7 壮，或艾条灸 5 ～ 20 分钟。

【主治】胸痛、心痛、心烦、健忘、惊悸、癫狂、胸满气短、呕吐、呃逆。

**7. 膻中**

【定位】在胸部，当前正中线上，平第 4 肋间，两乳头连线的中点。

【灸法】艾炷灸 5 ～ 7 壮，或艾条灸 5 ～ 25 分钟。

【主治】咳嗽、气喘、胸痹、心悸、心烦、产妇少乳、乳腺炎。

**8. 璇玑**

【定位】在胸部，当前正中线上，胸骨上窝中央下 1 寸（图 1-94）。

【灸法】艾炷灸 3 ～ 5 壮，或艾条灸 5 ～ 20 分钟。

【主治】咳嗽、气喘、胸痹。

**9. 天突**

【定位】仰靠坐位，在颈部，当前正中线上，胸骨上窝中央（图 1-94）。

【灸法】艾炷灸 3 ～ 5 壮，或艾条灸 5 ～ 20 分钟。

【主治】咳嗽、哮喘、胸痛、咽喉肿痛、胸中气逆、舌下急、梅核气。

## 十四、督脉

督脉主干行于身后正中线，按十四经流注顺序与足厥阴肝经衔接，交于任脉（图 1-95），联系的脏腑器官主要有胞中、

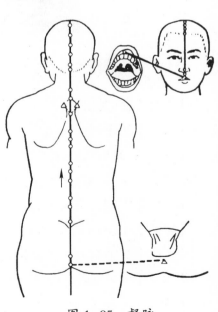

图 1-95　督脉

心、脑、喉、目等。

本经首穴为长强，末穴为龈交，一名一穴，共28穴。

本经腧穴主治神志病、热病和腰骶、项背、头部病证及相应的内脏疾病。急救常用水沟、素髎、百会；治疗癫痫、癫狂常用长强、神道、哑门、风府、百会、神庭；热病常用大椎、陶道、身柱；痔疾、便血常用长强、腰俞；脱肛常用百会、长强；腰脊、尾骶疼痛常用长强、腰俞、腰阳关、命门等；头痛常用风府、百会、前顶、上星等。

### 1. 腰俞

【定位】在骶部，当后正中线上，适对骶管裂孔（图1-96）。

【灸法】艾炷灸3～7壮，或艾条灸10～30分钟。

【主治】腰脊强痛、腹泻、便秘、痔疮、脱肛、便血、下肢痿痹。

### 2. 腰阳关

【定位】在腰部，当后正中线上，第4腰椎棘突下凹陷中（图1-96）。

【灸法】艾炷灸3～7壮，或艾条灸10～30分钟。

【主治】月经不调、带下、遗精、阳痿、腰骶疼痛、下肢痿痹。

### 3. 命门

【定位】在腰部，当后正中线上，第2腰椎棘突下凹陷中（图1-96）。

【灸法】艾炷灸3～7壮，或艾条灸10～30分钟。

【主治】腰膝酸软疼痛、遗精、阳痿、早泄、赤白带下、遗尿、尿频、月经不调、头晕、耳鸣、耳聋、水肿、哮喘。

### 4. 至阳

【定位】在背部，当后正中线上，第7胸椎棘突下凹陷中（图1-96）。

【灸法】艾炷灸3～7壮，或艾条灸10～30分钟。

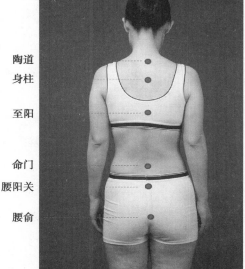

陶道
身柱

至阳

命门
腰阳关

腰俞

图1-96　督脉穴

【主治】脊背强痛、腹痛、黄疸、咳嗽气喘。

5. **身柱**

【定位】在背部，当后正中线上，第3胸椎棘突下凹陷中（图1-96）。

【灸法】艾炷灸3～7壮，或艾条灸10～30分钟。

【主治】咳嗽、气喘、脊背强痛、癫痫、小儿发育不良、身热头痛、惊厥。

6. **陶道**

【定位】在背部，当后正中线上，第1胸椎棘突下凹陷中（图1-96）。

【灸法】艾炷灸3～7壮，或艾条灸10～30分钟。

【主治】主治发热、疟疾、头痛、项背强痛及癫痫、精神分裂症等。

7. **大椎**

【定位】在后正中线上，第7颈椎棘突下凹陷中。

【灸法】艾炷灸3～7壮，或艾条灸10～30分钟。

【主治】热病、感冒、咳嗽、气喘、头痛项强、肩背痛、中暑、小儿惊风、癫痫。

8. **哑门**

【定位】在项部，当后发际正中直上0.5寸，第1颈椎下。

【灸法】艾炷灸3～5壮，或艾条灸5～10分钟。

【主治】舌缓不语、聋哑、头重、头痛、颈项强急、癫狂。

9. **风府**

【定位】在项部，当后发际正中直上1寸，枕外隆凸直下，两侧斜方肌之间凹陷中。

【灸法】艾炷灸3～5壮，或艾条灸5～10分钟。

【主治】感冒、咳嗽、颈项强痛、中风偏瘫、癔病、癫狂、痫证。

10. **百会**

【定位】在头部，当前发际正中直上5寸，或两耳尖连线的中点处（图1-97）。

【灸法】艾炷灸3～7壮，或艾条灸10～30分钟。

【主治】头痛、眩晕、惊悸、健忘、失眠、中风、脱肛、泄泻、癫狂。

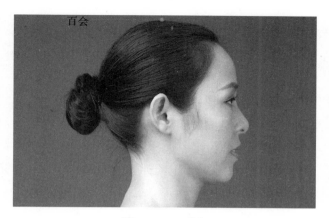

图 1-97　百会

### 11. 上星

【定位】在头部，当前发际正中直上 1 寸。

【灸法】艾炷灸 3 ～ 5 壮，或艾条灸 5 ～ 10 分钟。

【主治】鼻炎、鼻塞、鼻出血、头痛、眩晕、迎风流泪、目赤肿痛、癫狂痫证、小儿惊风。

### 12. 素髎

【定位】在面部，当鼻尖的正中央（图 1-98）。

【灸法】艾炷灸 1 ～ 3 壮，或艾条灸 5 ～ 10 分钟。

【主治】昏迷、惊厥、酒齄鼻、鼻塞、鼻流清涕。

### 13. 人中（水沟）

【定位】在面部，当人中沟的上 1/3 与中 1/3 交界处（图 1-98）。

【灸法】艾炷灸 1 ～ 3 壮，或艾条灸 5 ～ 10 分钟。

【主治】昏迷、晕厥、中暑、癫痫、急慢惊风、牙关紧闭、急性腰

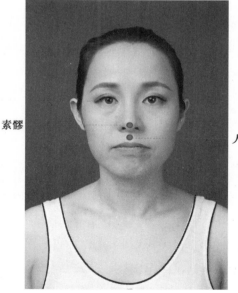

图 1-98　素髎与人中

扭伤。

## 十五、傅氏秘灸经验穴

### 1. 大椎上下

【定位】第6颈椎与第7颈椎棘突之间、第7颈椎与第1胸椎棘突之间、第1胸椎与第2胸椎之间的三个穴位，总称为大椎上下（图1-99）。

【灸法】灸1～3壮，或5～10分钟。

【主治】热病、感冒、咳嗽、气喘、头痛项强、肩背痛、中暑、小儿惊风、癫痫。

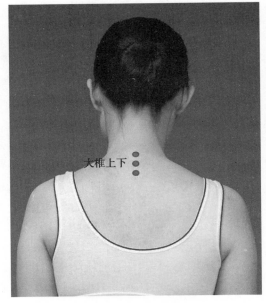

图 1-99　大椎上下

### 2. 肩三穴

【定位】肩关节锁骨肩峰端高点后缘取一点，第7颈椎与肩峰连线的中点前缘1.5寸取一点，以上两点连线与颈肩交界处取一点，这三点即为肩三穴（图1-100）。

【灸法】灸3～5壮，或5～10分钟。

【主治】肩痛、痹证、冻结肩。

### 3. 中脘旁开

【定位】中脘穴左右旁开1.5寸的两个穴位（图1-101）。

【灸法】灸1～3壮，或5～10分钟。

【主治】胃脘痛、腹胀、呕吐、呃逆、吞酸纳呆、完谷不化、疳积、肠鸣泄泻、便秘。

### 4. 天枢旁

【定位】脐中旁开1.5寸，即天枢穴左右内收0.5寸的两个穴位（图1-101）。

【灸法】灸1～3壮，或5～10分钟。

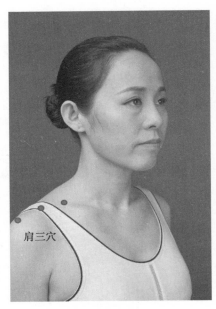

图 1-100　肩三穴

【主治】腹胀腹痛、呕吐、肠鸣、泄泻、痢疾、便秘、肠痈、水肿。

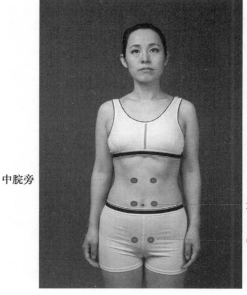

中脘旁

天枢旁

中极旁

图 1-101　腹部经验穴

### 5. 中极旁开

【定位】中极穴旁开 1.5 寸，即归来穴左右内收 0.5 寸的两个穴位（图 1-101）。

【灸法】灸 3 ～ 5 壮，或 5 ～ 10 分钟。

【主治】遗尿、遗精、早泄、阳痿、月经不调、痛经、崩漏、带下、小便不利、产后恶露不止、胞衣不下。

### 6. 内关下

【定位】腕横纹上 1.5 寸，掌长肌腱与桡侧腕屈肌腱之间，即内关穴下 0.5 寸（图 1-102）。

【灸法】灸 1 ～ 3 壮，或 5 ～ 10 分钟。

【主治】心痛、心悸、胸痛、胃痛、

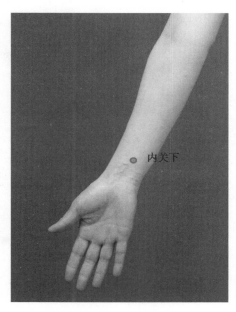

内关下

图 1-102　内关下

呕吐、失眠健忘、癫狂痫证、郁证、眩晕、晕车。

### 7. 肝俞旁

【定位】第9胸椎棘突下左右旁开1.2寸的两个穴位（图1-103）。

【灸法】灸5～7壮，或5～15分钟。

【主治】黄疸、胁痛、衄血、眩晕、夜盲、癫狂痫证、脊背痛。

### 8. 胆俞旁

【定位】第10胸椎棘突下左右旁开1.2寸的两个穴位（图1-103）。

【灸法】灸5～7壮，或10～15分钟。

【主治】黄疸，口苦，胁痛，呕吐。

### 9. 脾俞旁

【定位】第11胸椎棘突下左右旁开1.2寸的两个穴位（图1-103）。

【灸法】灸5～7壮，或10～30分钟。

【主治】脘腹胀痛、泄泻、消化不良、胁痛呕吐、便血、水肿。

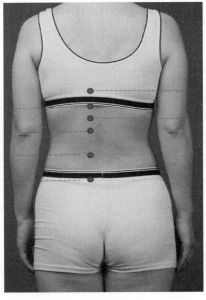

图1-103　腰背部经验穴

### 10. 胃俞旁

【定位】第12胸椎棘突下左右旁开1.2寸的两个穴位（图1-103）。

【灸法】灸 3 ～ 7 壮，或 5 ～ 20 分钟。

【主治】胃脘痛、腹胀、呃逆、呕吐、完谷不化、失眠。

### 11. 肾俞旁

【定位】第二腰椎棘突下左右旁开 1.2 寸的两个穴位（图 1-103）。

【灸法】灸 5 ～ 7 壮，或 10 ～ 30 分钟。

【主治】腰痛、阳痿、遗精、遗尿、小便频数、月经不调、水肿、耳聋耳鸣、喘咳少气。

### 12. 大肠俞旁

【定位】第 4 腰椎棘突下左右旁开 1.2 寸的两个穴位（图 1-103）。

【灸法】灸 3 ～ 7 壮，或 5 ～ 30 分钟。

【主治】腹胀腹痛、泄泻、便秘、腰脊疼痛。

### 13. 志室旁

【定位】第二腰椎左右旁开 2 寸的两个穴位（图 1-104）。

【灸法】灸 5 ～ 10 壮，或 5 ～ 15 分钟。

【主治】遗精、阳痿、小便淋沥、水肿、腰脊强痛。

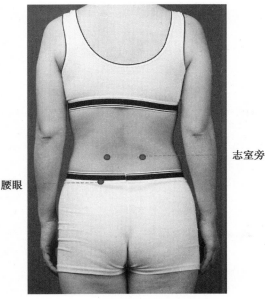

图 1-104　志室旁与腰眼

**14. 腰眼**

【定位】俯卧位，在腰部，当第4腰椎棘突下旁开约3.5寸凹陷中（图1-104）。

【灸法】灸5～10壮，或10～20分钟。

【主治】腰痛、尿频、消渴、虚劳、妇科病。

# 中 篇

## 治疗篇

# 第二章 内科病证

## 第一节 肺系病证

### 一、感冒

【概述】

感冒是感受触冒风邪或时行病毒，引起肺卫功能失调，出现鼻塞、流涕、喷嚏、头痛、恶寒、发热、全身不适等为主要临床表现的一种疾病。

感冒为常见多发病，其发病之广，个体重复发病率之高，是其他任何疾病都无法与之相比的。感冒一年四季均可发病，以冬春季为多见。轻型感冒虽可不药而愈，重症感冒却能影响工作和生活，甚至可危及小儿、老年体弱者的生命，尤其是时行感冒暴发时，迅速流行，感染者众多，症状严重，甚至可导致死亡，造成严重后果。而且，感冒也是咳嗽、心悸、水肿、痹证等多种疾病发生和加重的因素。故感冒不是小病，须积极防治。

灸法对普通感冒和时行感冒均有良好疗效，对已有流行趋势或流行可能的地区，选用相应灸法进行预防和治疗，可以收到显著的效果。

感冒有普通感冒与时行感冒之分，中医学的感冒与西医学的感冒基本相同，普通感冒相当于西医学的普通感冒、上呼吸道感染，也可伴随胃肠道反应如呕吐、泄泻等；时行感冒相当于西医学的流行性感冒，常与病毒感染关系密切，故西医学的感冒可参考本节辨证论治。灸法擅长治疗风寒及风热型感冒；对于时行感冒，由于其发病急骤、传染性强，灸法治疗存在一定的局限性。因此，治疗疾病时要认清感冒的特点，充分发挥灸法治疗的长处。

**【临床表现】**

感冒起病较急，骤然发病，无潜伏期（或潜伏期极短）。病程短，少者 3 ～ 5 天，多者 7 ～ 8 天。以肺卫症状为主症，如鼻塞、流涕、喷嚏、咳嗽、恶寒、发热、全身不适等。症状表现呈多样化，以鼻咽部痒、干燥、不适为早期症状，继则喷嚏、鼻塞、流鼻涕或疲乏、全身不适等。轻则上犯肺窍，症状不重，易于痊愈；重则高热、咳嗽、胸痛，呈现肺卫证候。

时行感冒起病急，全身症状较重，高热，体温可达 39℃ ～ 40℃，全身酸痛；待热退之后，鼻塞流涕、咽痛、干咳等肺系症状始为明显。重者高热不退，喘促气急，唇甲青紫，甚则咯血，部分患者出现神昏谵妄，小儿可发生惊厥，出现传变。

**【病因病机与辨证】**

1. **风寒感冒**　感受风寒致病为感冒的常见病因，因风为六气之首、"百病之长"，伤风为感冒的主因。风寒感冒常常表现为恶寒重、发热轻、无汗、头痛、鼻塞流清涕、咳嗽、咯稀薄痰、舌苔薄白、脉象浮紧。

2. **风热感冒**　风热感冒常因风热之邪引起，多发生于春夏季，秋冬季节感受热邪也可引起。风热感冒的主要临床表现为恶寒轻、发热重、汗出不畅、鼻塞而干或流黄浊涕、头痛、咳嗽、咯痰稠黄、咽喉肿痛、口干欲饮、舌苔薄白微黄、舌边尖红、脉象浮数。

**【施灸穴位】**

1. **风寒感冒**　风池（图 2-1）、风门、列缺、合谷。

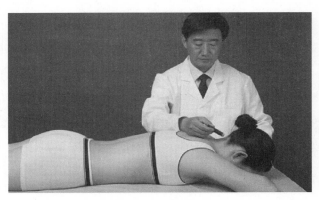

图 2-1　灸风池

2. **风热感冒**　风池、大椎、曲池、鱼际。

头痛加百会、太阳；咳嗽加尺泽、太渊；身体困倦、胸满纳呆者加阴陵泉；咽痛加鱼际、少商；反复感冒或病后迁延不愈者，加关元、足三里；伴随呕吐、泄泻等胃肠道反应者可选天枢、中脘、气海、足三里施以相应灸法。

【施灸方法】

选用艾条温和灸。将艾条的一端点燃，对准所施灸的穴位，距离皮肤约1.5cm，使患者的局部有温热感而无灼痛。每穴每次灸 5 分钟，每日 1 次，连续灸 1 周。大椎穴可隔姜灸。

【注意事项】

1. 艾灸能增强体质，提高免疫力，因此临床上常灸大椎、足三里以预防感冒的发生。

2. 灸法适宜于治疗风寒、风热感冒。对于其他类型的感冒，可用灸法辅助治疗。

3. 在灸治的同时注意保暖，以免患者在施灸过程中再次受凉而加重病情。

4. 多休息、多饮水，治疗后可服用葱白姜汤或吃热粥一碗，卧床休息，让身体发汗，疗效更好。

5. 灸疗效果不佳的患者应及时服药或到医院接受治疗。

## 二、喘病

【概述】

喘病是指由于外感或内伤导致肺失宣降、肺气上逆，或气无所主，肾失摄纳，以致出现呼吸困难，甚则张口抬肩、鼻翼扇动、不能平卧等为主要临床特征的一种病证，严重者可由喘致脱而出现喘脱之危重证候。

喘病是以症状命名的疾病，既是独立的疾病，也是多种急、慢性疾病过程中的症状。若伴发于其他疾病时，应结合其他疾病的证治规律而治疗，本节主要讨论以喘促为临床特征的病证。

喘病主要见于西医学的喘息性支气管炎、肺部感染、肺炎、肺气肿、心源性哮喘、肺结核、矽肺以及癔病性喘息等疾病，当这些疾病出现喘病的临床表现时，可参照本节进行辨证论治。

**【临床表现】**

呼吸困难为喘病的特征性证候，临床表现轻重不一。轻者仅见呼吸急迫，呼气吸气深长，一般尚能平卧。重者可见鼻翼扇动，张口抬肩，摇身撷肚，端坐呼吸，面唇发绀。急发者多表现为呼吸深长费力，以呼出为快，胸满闷塞，甚则胸盈仰息，声高气涌，气喘与劳动及体位无关；缓发者多表现为呼吸微弱而浅表无力，以深吸为快，声低息短，动则加重，气喘与劳动及体位明显相关。若病情危笃，喘促持续不已，可见肢冷汗出，体温、血压骤降，心悸心慌，面青唇紫等喘脱危象。

**【病因病机与辨证】**

**1. 实喘**　实喘可由外邪侵袭、饮食不当、情志失调等因素引起。实喘的主要表现为咳嗽喘息，喉中有痰鸣声，咳吐稀痰或黄色黏稠痰，恶寒，头痛，无汗，脉浮。

（1）外邪侵袭：外感风寒或风热之邪，未能及时表散，邪蕴于肺，壅阻肺气，肺气不得宣降，因而上逆作喘。

（2）饮食不当：恣食生冷肥甘，或嗜酒伤中，脾失健运，痰浊内生；或急慢性疾患影响于肺，致肺气受阻，气津失布，津凝痰生，痰浊内蕴，上阻肺气，肃降失常，发为喘促。

（3）情志失调：情志不遂，忧思气结，肝失条达，气失疏泄，肺气闭阻，或郁怒伤肝，肝气上逆于肺，肺气不得肃降，升多降少，气逆而喘。

**2. 虚喘**　肺系久病，咳伤肺气，或久病脾气虚弱，肺失充养，肺之气阴不足，以致气失所主而喘促。若久病迁延，由肺及肾，或劳欲伤肾，精气内夺，肺之气阴亏耗，不能下荫于肾，肾之真元损伤，根本不固，则气失摄纳，上出于肺，出多入少，逆气上奔为喘。

若肾阳衰弱，肾不主水，水邪上犯，干肺凌心，肺气上逆，心阳不振，亦可致喘，此属虚中夹实之候。

本病的严重阶段肺肾虚极，孤阳欲脱，必致心气、心阳亦惫，心不主血脉，血行不畅而瘀滞，故出现面色、唇舌、指甲青紫，甚则出现喘汗致脱，亡阳、亡阴则病情危笃。

【施灸穴位】

1. **实喘**　定喘、风门、膻中、尺泽、合谷。

2. **虚喘**　定喘、肺俞（图 2-2）、肾俞、关元、足三里。

痰多加丰隆，喘甚加天突，胸闷加内关、中脘，胸痛加中府。

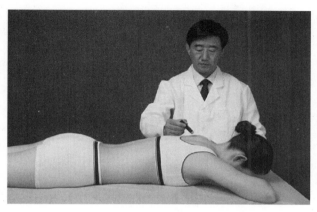

图 2-2　灸肺俞

【施灸方法】

1. **艾条温和灸**　点燃艾条，对准施灸穴位，距离皮肤约 1.5cm，每次每穴灸 10 分钟，每日 1 次，发作期每日可灸 2 ～ 3 次，连续灸 1 周。

2. **艾炷隔姜灸**　选取背部穴位肺俞、膏肓、脾俞、肾俞，每次每穴灸 5 ～ 7 壮。一般每日 1 次，发作期 2 ～ 3 次，7 次为 1 个疗程。

3. **化脓灸**　多用于虚喘的患者。根据不同的体质、年龄选取大、中、小不同的艾炷施灸，每穴灸 5 ～ 7 壮。灸后用淡药膏贴敷，以便灸疮透发。此法在三伏天施灸，每年灸 1 次，连续灸 3 年。

4. **药物灸**　每次选取 3 ～ 4 穴，用消喘膏（白芥子 21g、延胡索 21g、细辛 15g、甘遂 12g，共研细末，用姜汁调成糊状）少许敷于穴位上，胶布固定，持续 30 ～ 60 分钟后擦掉药膏。每 10 日治疗 1 次，5 次为 1 个疗程。

【注意事项】

1. 灸法多用于虚喘的治疗，对于实喘常作为一种辅助治疗方法。哮喘持续状态应及时到医院就诊。

2. 现在多采用冬病夏治的方法，对虚喘的病人多在三伏天施灸，以增强患者的免疫力，以达到扶正治疗的目的。

3. 治疗期间应避免接触过敏原，注意保暖，禁止食用鱼、虾等过敏食物。戒烟是减少哮喘发作和防止哮喘加重的条件之一。

# 第二节　脾胃系病证

## 一、呕吐

### 【概述】

呕吐是由于胃失和降、胃气上逆所致，以饮食、痰涎等胃内之物从胃中上涌并自口而出为临床特征的一种病证。对呕吐的释名，前人有两说：一说认为有物有声谓之呕，有物无声谓之吐，无物有声谓之干呕；另一说认为呕以声响名，吐以吐物言，有声无物曰呕，有物无声曰吐，有声有物曰呕吐。呕与吐常同时发生，很难截然分开，因此无细分的必要，故近世多并称为呕吐。

呕吐是内科常见病证，灸法治疗有较好的疗效。

### 【临床表现】

呕吐的临床表现不尽一致，常有恶心之先兆，其表现为或有声而无物吐出，或吐物而无声，或吐物伴有声音；或食后即吐，或良久复出；或呕而无力，或呕吐如喷；或呕吐新入之食，或呕吐不消化之宿食，或呕吐涎沫，或呕吐黄绿苦水；呕吐之物有多有少。呕吐常有诱因，如饮食不节、情志不遂、寒暖失宜以及闻及不良气味等因素，皆可诱发呕吐，或使呕吐加重。本病常伴有恶心厌食、胸脘痞闷不舒、吞酸嘈杂等症。呕吐多偶然发生，也有反复发作者。

### 【病因病机与辨证】

1. **外感呕吐**　外感呕吐为感受外邪所致的呕吐，其特点是呕吐暴急，时吐清水、稀涎或酸苦胆汁。常并见恶寒发热、头痛、脘腹痛、泄泻等外感表证与肠胃症状。

2. **伤食呕吐**　伤食呕吐是指因饮食不节导致的呕吐，症见频吐酸馊黏液，或吐黄水，或吐清涎，腹胀，嗳气，厌食等。多见于消化不良、急性胃炎等。呕吐多为未消化的食物，脘腹胀痛，食后更甚，吐后便觉舒服。

**3. 脾胃虚弱**　脾虚呕吐为脾脏虚弱、胃气上逆所致。症见呕吐日久，时发时止，呕吐清水或痰涎，吐后喜热饮，食少便溏，神疲乏力，饮食稍有不慎即易呕吐，时作时止，胃纳不佳，食入难化，脘腹痞闷，口淡不渴，面白少华，倦怠乏力，舌质淡，苔薄白，脉濡弱。

**4. 肝郁呕吐**　肝郁呕吐者平素性情烦躁善怒，胁肋胀痛，多由情志不遂，气郁化火，或寒邪内犯肝胃而发病。

【施灸穴位】

主穴：中脘（图2-3）、内关、足三里、神阙。

外感呕吐者加大椎、合谷。伤食呕吐加下脘。脾胃虚弱呕吐加脾俞、胃俞。肝郁呕吐加上脘、太冲。

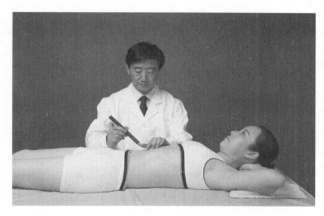

图2-3　灸中脘

【施灸方法】

**1. 艾条温和灸**　随症选穴，每穴施灸5～10分钟，每日1次，病情较重者每日可灸2次。

**2. 艾炷隔姜灸**　随症选穴，用蚕豆大的艾炷隔姜灸，每穴施灸5～7壮；脾胃虚弱者每穴可施灸7～9壮，每日1次，连续灸3天。

**3. 隔盐灸**　用食盐将肚脐填平，再放上姜片和艾炷施灸，用蚕豆大小的艾炷，施灸7～9壮。此法用于外感风寒呕吐。

**4. 吴茱萸天灸法**　将吴茱萸研成细末，用醋调成膏状，敷于涌泉穴上。取枣核大小的药糊，用伤湿膏贴。一般敷药后 1 ～ 4 小时见效，一般可贴敷 24 小时。此法主要用于寒性呕吐，对小儿消化不良引起的呕吐效果也比较好。

**【注意事项】**

1. 艾灸治疗呕吐有一定的疗效，但对因肠梗阻、癌肿引起的呕吐以及脑源性呕吐应积极治疗原发性疾病。

2. 呕吐灸后不见好转，患者有脱水征象的，应急送医院治疗，以免延误病情。

3. 伤食呕吐可禁食 1 日，或服用少量稀米粥等易于消化的食物，待病情好转后逐渐恢复正常饮食。

## 二、胃痛

**【概述】**

胃痛是由于胃气阻滞或胃络瘀阻、胃失所养导致的以上腹胃脘部发生疼痛为主症的一种病证。胃痛又称胃脘痛。

本病在脾、胃、肠病证中最为多见，人群中发病率较高，灸法治疗效果颇佳。

本病以胃脘部疼痛为主症，西医学的急性胃炎、慢性胃炎、消化性溃疡、胃痉挛、胃下垂、胃黏膜脱垂症、胃神经官能症等疾病，当其以上腹胃脘部疼痛为主要临床表现时，均可参照本节辨证论治。

**【临床表现】**

胃痛的部位在上腹部胃脘处，俗称心窝部。其疼痛的性质表现为胀痛、隐痛、刺痛、灼痛、闷痛、绞痛等，常因病因病机的不同而异，其中尤以胀痛、隐痛、刺痛常见。可有压痛，按之其痛或增或减，但无反跳痛。其痛有呈持续性者，也有时作时止者。其痛常因寒暖失宜、饮食失节、情志不舒、劳累等诱因而发作或加重。常伴有食欲不振、恶心呕吐、吞酸嘈杂等症状。

**【病因病机与辨证】**

胃痛分虚、实两类，实证胃痛的病因主要为外感寒邪、饮食所伤、情志不遂，虚证胃痛的病因主要为脾胃虚弱。

1. **实证**

（1）寒邪客胃：寒属阴邪，其性凝滞收引。胃脘上部以口与外界相通。气候寒冷时寒邪由口吸入，或脘腹受凉，寒邪直中，内客于胃，或服药苦寒太过，或寒食伤中，致使寒凝气滞，胃气失和，胃气阻滞，不通则痛。

（2）饮食伤胃：胃主受纳腐熟水谷，其气以和降为顺，故胃痛的发生与饮食不节关系最为密切。若饮食不节，暴饮暴食，损伤脾胃，饮食停滞，致使胃气失和，胃中气机阻滞，不通则痛；或五味过极，辛辣无度，或恣食肥甘厚味，或饮酒如浆，则伤脾碍胃，蕴湿生热，阻滞气机，以致胃气阻滞，不通则痛，皆可导致胃痛。

（3）肝气犯胃：脾胃的受纳运化、中焦气机的升降有赖于肝之疏泄，所以病理上就会出现木旺克土或土虚木乘之变。忧思恼怒，情志不遂，肝失疏泄，肝郁气滞，横逆犯胃，以致胃气失和，胃气阻滞，即可发为胃痛；肝郁日久又可化火生热，邪热犯胃，可导致肝胃郁热而痛；若肝失疏泄，气机不畅，血行瘀滞，又可形成血瘀，兼见瘀血胃痛。胆与肝相表里，皆属木，胆之通降有助于脾之运化及胃之和降。若胆病失于疏泄，胆腑通降失常，胆气不降，逆行犯胃，可导致胃气失和，肝胆胃气机阻滞，也可发生胃痛。

2. **虚证** 脾与胃相表里，同居中焦，共奏受纳运化水谷之功。脾气主升，胃气主降，胃之受纳腐熟有赖于脾之运化升清，所以胃病常累及于脾，脾病常累及于胃。若素体不足，或劳倦过度，或饮食所伤，或过服寒凉药物，或久病脾胃受损，均可引起脾胃虚弱、中焦虚寒，致使胃失温养而发生胃痛。若热病伤阴，或胃热火郁而灼伤胃阴，或久服香燥理气之品而耗伤胃阴，胃失濡养，也可引起胃痛。

【施灸穴位】

1. **实证** 中脘、足三里（图2-4）、神阙、内关、公孙。

2. **虚证** 脾俞、胃俞、关元、足三里、中脘。

痛甚加梁丘，胁痛加阳陵泉，胃中灼热加太溪。

【施灸方法】

1. **艾条温和灸** 辨证选穴，每次每穴施灸10分钟，每日灸1次，7次为1个疗程。

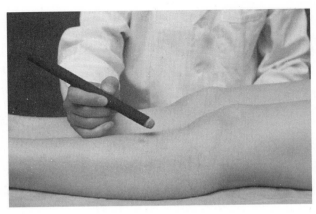

图 2-4　灸足三里

**2. 隔盐灸（图2-5）**　于神阙穴上施灸 5 ～ 7 壮，艾炷如蚕豆大，主要用于外感寒邪或过食生冷所致的胃痛。

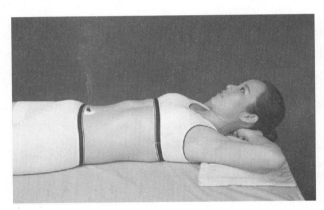

图 2-5　隔盐灸

**3. 化脓灸**　用于治疗虚性胃痛。选取蚕豆大小的艾炷，每次每穴灸 7 ～ 9 壮，先灸背部，后灸腹部，灸后用淡膏药贴敷，以促灸疮透发。

**4. 隔姜灸**　选取相应的穴位，每次每穴施灸 5 ～ 7 壮，艾炷如蚕豆大。每日施灸 1 次，胃痛甚者可施灸 2 次，连续灸 7 天。此法适用于胃痛实证。

**【注意事项】**

1. 胃痛患者应注意饮食调养，饮食定时定量，少量多餐，戒烟酒，忌食刺激性食物。

2. 起居要有规律，精神要保持乐观，不能过度劳累，心态要平和。

3. 注意胃痛与肝胆疾患及胰腺炎的鉴别。

## 三、腹痛

### 【概述】

腹痛是指胃脘以下、耻骨毛际以上部位发生疼痛为主要表现的一种病证。多种原因导致脏腑气机不利，经脉气血阻滞，脏腑经络失养，皆可引起腹痛。文献中的"脐腹痛""小腹痛""少腹痛""环脐而痛""绕脐痛"等，均属本病范畴。

内科腹痛作为临床上的常见症状，可见于西医学的许多疾病当中，如急慢性胰腺炎、胃肠痉挛、不完全性肠梗阻、结核性腹膜炎、腹型过敏性紫癜、肠易激综合征、消化不良性腹痛等。当这些疾病以腹痛为主要表现，并能排除外科、妇科疾病时，均可参考本节辨证论治。

### 【临床表现】

腹痛部位在胃脘以下，耻骨毛际以上，疼痛范围可以较广，也可局限在大腹、胁腹、少腹或小腹。疼痛性质可表现为隐痛、胀痛、冷痛、灼痛、绞痛、刺痛等，腹部外无胀大之形，腹壁按之柔软，可有压痛，但无反跳痛。其痛可呈持续性，亦可时缓时急，时作时止，或反复发作，疼痛的发作和加重常与饮食、情志、受凉、劳累等诱因有关。起病或缓或急，病程有长有短，常伴有腹胀、嗳气、矢气以及饮食、大便异常等脾胃症状。

### 【病因病机与辨证】

1. 实证

（1）外邪侵袭腹痛：六淫外邪侵入腹中可引起腹痛。伤于风寒则寒凝气滞，导致脏腑经脉气机阻滞，不通则痛。因寒性收引，故寒邪外袭最易引起腹痛。若伤于暑热，外感湿热，或寒邪不解而郁久化热，热结于肠，腑气不通，气机阻滞，也可发为腹痛。

（2）食滞腹痛：饮食不节，暴饮暴食，损伤脾胃，饮食停滞；或恣食肥甘厚腻辛辣，酿生湿热，蕴蓄肠胃；或误食馊腐，饮食不洁；或过食生冷，致寒湿内停等，均可损伤脾胃，腑气通降不利，气机阻滞而发生腹痛。

（3）肝郁腹痛：抑郁恼怒，肝失条达，气机不畅；或忧思伤脾，或肝郁克脾，肝脾不和，气机不利，均可引起脏腑经络气血郁滞而导致腹痛。若气滞日久，还可致血行不畅，形成气滞血瘀腹痛。

2. **虚证**　素体脾阳不足，或过服寒凉，损伤脾阳，内寒自生，渐致脾阳虚衰，气血不足；或肾阳素虚，或久病伤及肾阳而致肾阳虚衰，均可导致脏腑经络失养，阴寒内生，寒阻气滞而发生腹痛。

【施灸穴位】

1. **实证**　足三里（图2-6）、中脘、神阙、手三里。寒邪导致的腹痛加大横、合谷，食滞腹痛加下脘、天枢，肝郁腹痛加膻中、太冲。

2. **虚证**　脾俞、肾俞、神阙、关元。

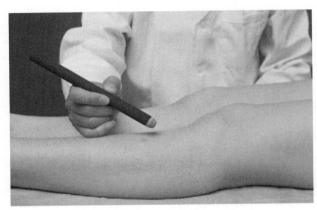

图 2-6　灸足三里

【施灸方法】

1. **艾条温和灸**　每穴每次施灸15分钟，灸至局部皮肤潮红、疼痛缓解为度。实证腹痛每日1次，灸至疼痛消失为止；虚证腹痛每日1次，7次为1个疗程。

2. **太乙针**　此法适用于实证腹痛。将太乙针的一头点燃，用数层棉布包裹，趁热按熨于施灸部位，待冷后再烧再熨，反复灸5～7次。或在施灸部位上铺数层棉布，然后将艾条点燃的一端隔着布紧按在施灸的部位上，一按即起，反复按熨7～10次，此法又称"实按灸"。每日1次，连续灸3日。

3. **隔姜灸**　此法适用于寒性腹痛及虚性腹痛。每穴灸5～7壮，艾炷大如蚕豆。每日1次，疼痛剧烈者每日可灸2次，寒性腹痛灸至腹痛消失，虚性腹痛每灸 7 日为 1 个疗程。

**4. 隔盐灸**　此法治疗腹痛效果较好。对实证腹痛可灸 7 ～ 10 次，灸至疼痛缓解；虚性腹痛灸 5 ～ 7 壮，每日 1 次，7 次为 1 个疗程。

【注意事项】

1. 艾灸治疗腹痛的止痛效果明显。但对癌症、结石等疾病引起的腹痛只能缓解疼痛，仍须积极治疗原发病。

2. 灸治期间须注意保暖，切忌受凉，以免影响疗效。

3. 慢性腹痛者除坚持艾灸外，应注意平时的饮食调理。

## 四、泄泻

【概述】

泄泻是以大便次数增多，粪质稀薄，甚至泻出如水样为临床特征的一种病证。泄与泻在病情上有一定区别，粪出少而势缓，若漏泄之状者为泄；粪大出而势直无阻，若倾泻之状者为泻。然近代多泄、泻并称，统称为泄泻。

泄泻是一种常见的病证，一年四季均可发生，但以夏秋两季较为多见，中医灸法治疗本病有较好的疗效。

本病可见于西医学的多种疾病，如急慢性肠炎、肠结核、肠易激综合征、吸收不良综合征等，当这些疾病出现泄泻的表现时，均可参考本节辨证论治。应注意的是，本病与西医学的腹泻含义不完全相同。

【临床表现】

泄泻以大便清稀为临床特征，或大便次数增多，粪质清稀；或便次不多，但粪质清稀，甚至如水状；或大便清薄，完谷不化，便中无脓血。急性泄泻发病急骤，大便次数增多；慢性泄泻发病势缓，病程较长，每日腹泻次数较少。泄泻之量或多或少，泄泻之势或缓或急。常兼有脘腹不适，腹胀、腹痛、肠鸣，食少纳呆，小便不利等症状。起病或缓或急，常有反复发作史。常由外感寒热湿邪，内伤饮食情志、劳倦、脏腑功能失调等诱发或加重。

【病因病机与辨证】

**1. 急性泄泻**

（1）感受外邪：引起泄泻的外邪以暑、湿、寒、热较为常见，其中又以感受湿邪致泄者最多见。脾喜燥而恶湿，外来湿邪最易困阻脾土，以致升降失调，清浊不分，水谷杂下而发生泄泻，故有"湿多成五泄"之说。寒邪和热邪除了侵袭皮毛肺卫之外，亦能直接损伤胃肠，如饮食生冷直中肠胃，使其功能障碍。寒邪伤及机体阳气则粪便清稀，水谷夹杂，肠鸣腹痛；感受热邪则粪便稀黄夹有黏液，肛门灼热，小便短赤，舌苔黄腻。

（2）饮食所伤：饮食过量，停滞肠胃；或恣食肥甘，湿热内生；或误食不洁之物，伤及脾胃肠，致运化失职、升降失调、清浊不分，故发生泄泻。

**2. 慢性泄泻**

（1）情志失调：烦恼郁怒，肝气不舒，横逆克脾，脾失健运，升降失调；或忧郁思虑，脾气不运，土虚木乘，升降失职；或素体脾虚，逢怒进食，更伤脾土，引起脾失健运，升降失调，清浊不分而成泄泻。

（2）脾胃虚弱：长期饮食不节，饥饱失调，或劳倦内伤，或久病体虚，或素体脾胃虚弱，使胃肠功能减退，不能受纳水谷，也不能运化精微，反聚水成湿，积谷为滞，脾胃升降失司，清浊不分，混杂而下，遂成泄泻。

（3）命门火衰：命门之火助脾胃之运化以腐熟水谷。若年老体弱，肾气不足；或久病之后，肾阳受损；或房室无度，命门火衰，致脾失温煦，运化失职，水谷不化，升降失调，清浊不分而成泄泻。

**【施灸穴位】**

**1. 急性腹泻**　　天枢、阴陵泉、上巨虚、神阙。

**2. 慢性腹泻**　　中脘、天枢、足三里、脾俞、肾俞。

**【施灸方法】**

**1. 温灸器灸（图2-7）**　将温灸盒置于背部腧穴或肚脐上，将艾条裁成4～5cm长的小段放于温灸盒中，或将艾绒平铺于铁丝网上，点燃施灸。一般先背部后腹部，每日1次，7次为1个疗程。此法适用于虚性泄泻。

**2. 回旋灸（图2-8）**　每穴每

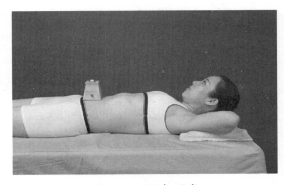

图2-7　温灸器灸

次施灸 10 ～ 15 分钟，每日 1 次。急性腹泻灸至腹泻停止为止，慢性腹泻灸 7 次为 1 个疗程，可施灸 3 ～ 5 个疗程。

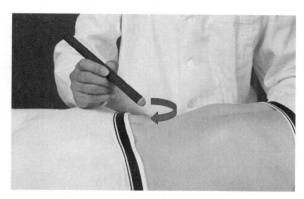

图 2-8　回旋灸

3. **隔盐灸**　适用于寒性腹泻和虚性腹泻。

4. **附子灸**　将附子研成细末，用黄酒调和做成 3 ～ 4mm 厚的饼，在其上用针穿数孔，放置于施灸穴位上，其上再放艾炷施灸。根据病情、病人体质、年龄大小的不同选用大、中、小不同的艾炷施灸。每穴每次灸 5 ～ 7 壮，每日 1 次，7 次为 1 个疗程。此法适用于慢性腹泻，尤其是"五更泻"。

**【注意事项】**

1. 注意饮食卫生，忌食生冷不洁之食，忌暴饮暴食。

2. 急性腹泻宜禁食 6 ～ 12 小时，多饮淡盐水，食清淡易消化的食物，如稀米粥等。

3. 腹泻而导致严重失水的患者应急送往医院治疗。

## 五、便秘

**【概述】**

便秘是指由于大肠传导功能失常导致的以大便排出困难、排便时间或排便间隔时间延长为临床特征的一种大肠病证。

便秘既是一种独立的疾病，也是一个在多种急慢性疾病过程中经常出现的症状，本节仅讨论前者。中医灸法对本病有着丰富的治疗经验和良好的疗效。

西医学的功能性便秘即属本病范畴，肠易激综合征、肠炎恢复期、直肠及肛门疾病所致之便秘、药物性便秘、内分泌及代谢性疾病所致的便秘，以及肌力减退所致的便秘等，可参照本节辨证论治。

【临床表现】

本病的主要临床特征为大便排出困难，排便时间延长或排便间隔时间延长，粪质多干硬。其表现或粪质干硬，排出困难，排便时间、排便间隔时间延长，大便次数减少，常三五日或七八日，甚至更长时间解一次大便，每次解大便常需半小时或更长时间，常伴腹胀腹痛、头晕头胀、嗳气食少、心烦失眠等症；或粪质干燥坚硬，排出困难，排便时间延长，常由于排便努挣导致肛裂、出血，日久还可引起痔疮，而排便间隔时间可能正常；或粪质并不干硬，也有便意，但排便无力，排出不畅，常需努挣，排便时间延长，多伴有汗出、气短乏力、心悸头晕等症状。由于燥屎内结，可在左下腹扪及质地较硬的条索状包块，排便后消失。本病起病缓慢，多属慢性病变过程，多发于中老年和女性。

【病因病机与辨证】

1. **热秘**　素体阳盛，或热病之后余热留恋，或肺热肺燥下移大肠，或过食醇酒厚味，或过食辛辣，或过服热药，均可致肠胃积热，耗伤津液，肠道干涩失润，粪质干燥，难于排出，形成热秘。

2. **气秘**　忧愁思虑，脾伤气结；或抑郁恼怒，肝郁气滞；或久坐少动，气机不利，均可导致腑气郁滞，通降失常，传导失职，糟粕内停，不得下行，或欲便不出，或出而不畅，或大便干结而成气秘。

3. **虚秘**

（1）气虚便秘：素体虚弱，阳气不足；或年老体弱，气虚阳衰；或久病产后，正气未复；或过食生冷，损伤阳气；或苦寒攻伐，伤阳耗气，均可导致气虚阳衰，气虚则大肠传导无力，阳虚则肠道失于温煦，阴寒内结，便下无力，使排便时间延长，形成便秘。

（2）阴虚便秘：素体阴虚；津亏血少；或病后产后，阴血虚少；或失血夺汗，伤津亡血；或年高体弱，阴血亏虚；或过食辛香燥热，损耗阴血，均可导致阴亏血少，血虚则大肠不荣，阴亏则大肠干涩，肠道失润，大便干结，便下困难而成便秘。

4. **冷秘**　恣食生冷，凝滞胃肠；或外感寒邪，直中肠胃；或过服寒凉，阴寒内结，均可导致阴寒内盛，凝滞胃肠，传导失常、糟粕不行而成冷秘。

【施灸穴位】

1. **热秘**　合谷、曲池、天枢、上巨虚。

2. **气秘**　中脘、阳陵泉、气海、太冲。

3. **虚秘**　脾俞、肾俞、大肠俞（图2-9）、三阴交、足三里、关元、天枢。

4. **冷秘**　气海、关元、肾俞、照海、命门。

脱肛加长强、百会。

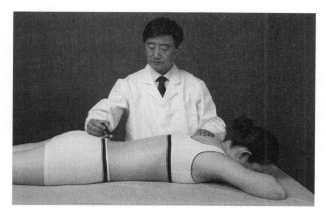

图 2-9　灸大肠俞

【施灸方法】

1. **艾条温和灸**　每次每穴灸10分钟，每日1次。热秘、气秘灸至便通为止，虚秘和冷秘则以7日为1个疗程。

2. **隔盐灸**　选用枣核大的艾炷施灸，一般灸7～9壮，每日1次，7日为1个疗程，适用于冷秘和虚秘。

3. **隔药饼灸**　将大黄3g、丁香1g、枳壳1g共研细末，用蜂蜜调成3～4mm厚的药饼，用针在其上穿小孔，将其置于长强穴上，点燃艾条熏灸。一般灸15～20分钟，每日1次。此法适用于热秘、气秘的患者。

【注意事项】

1. 养成定时排便的习惯，应进行适当的体育锻炼，以增加肠蠕动，促进排便。

2. 改变偏食的习惯，少食辛辣之物，多吃蔬菜水果，多饮水。无花果对治疗便秘有很好的疗效，可用新鲜无花果治疗便秘。对虚秘患者，每天早晨起床后可空腹服一杯蜂蜜温开水，以促进排便。

# 第三节　心脑系病证

## 一、失眠

### 【概述】

失眠是由于情志不遂、饮食内伤、病后及年迈、禀赋不足、心虚胆怯等病因，引起心神失养或心神不安，从而导致经常不能获得正常睡眠为特征的一类病证。主要表现为睡眠时间、深度的不足以及不能消除疲劳、恢复体力与精力，轻者入睡困难，或寐而不酣，时寐时醒，或醒后不能再寐，重则彻夜不寐。

失眠是临床常见病证之一，虽不属于危重疾病，但常妨碍人们正常生活、工作、学习和健康，并能加重或诱发心悸、胸痹、眩晕、头痛、中风等病证。顽固性的失眠给病人带来长期的痛苦，甚至形成对安眠药物的依赖，而长期服用安眠药物又可引起医源性疾病。中医药通过调整人体脏腑、气血、阴阳的功能，常能明显改善睡眠状况，且不引起医源性疾患，因而颇受欢迎。

西医学的神经官能症、更年期综合征等以失眠为主要临床表现时，可参考本节内容辨证论治。

### 【临床表现】

失眠以睡眠时间不足、睡眠深度不够及不能消除疲劳、恢复体力与精力为主要证候特征。其中睡眠时间不足者可表现为入睡困难，夜寐易醒，醒后难以再睡，严重者甚至彻夜不寐。睡眠深度不够者常表现为夜间时醒时寐，寐则不酣，或夜寐梦多。由于睡眠时间及深度不够，致使醒后不能消除疲劳，表现为头晕、头痛、神疲乏力、心悸、健忘，甚至心神不宁等。由于个体存在差异，对睡眠时间和质量的要求亦不相同，故临床判断失眠不仅要根据睡眠的时间和质量，更重要的是以能否消除疲劳、恢复体力与精力为依据。

### 【病因病机与辨证】

**1. 心脾两虚**　久病血虚或产后失血，年迈血少等，引起心血不足，心失所养，心神不安而不寐。或由思虑太过，损伤心脾，心血暗耗，神不守舍，脾虚生化乏源，营血亏虚，不能奉养心神而失眠。

2. **胃气失和**　脾胃受损，宿食停滞，壅遏于中，胃气失和，阳气浮越于外，可导致卧寐不安；或由过食肥甘厚味，酿生痰热，扰动心神而不眠；或由饮食不节，脾胃受伤，脾失健运，气血生化不足，心血不足，心失所养而失眠。

3. **肝火上扰**　情志不遂，肝气郁结，肝郁化火，邪火扰动心神，心神不安而不寐；或由五志过极，心火内炽，心神扰动而不寐。

4. **心肾不交**　素体阴虚，或因房劳过度，肾阴耗伤，不能上奉于心，水火不济，心火独亢；或肝肾阴虚，肝阳偏亢，火盛神动，心肾失交而神志不宁；或心虚胆怯，暴受惊恐，神魂不安，以致夜不能寐或寐而不酣。

【**施灸穴位**】

主穴：百会、神门（图2-10）、三阴交。心脾两虚加心俞、脾俞，心肾不交加心俞、肾俞、涌泉，胃气失和加中脘、足三里、内关，肝火上扰加胆俞、大陵。

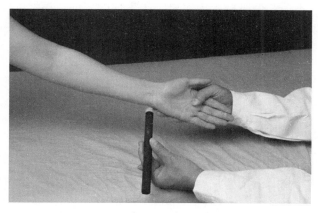

图2-10　灸神门

【**施灸方法**】

1. **艾条温和灸**　每次每穴灸10～15分钟，7次为1个疗程。每日1次，睡前灸治。

2. **艾炷隔姜灸**　每次每穴灸5～7壮，艾炷如枣核大小，每日1次，10次为1个疗程。此法适用于心脾两虚型患者。

3. **百会艾条灸**　每晚睡前用艾卷在百会穴温和灸15～20分钟，每日1次，

10 次为 1 个疗程。此法简单有效。

【注意事项】

1. 艾灸治疗失眠选择睡前灸治效果好。

2. 老年人睡眠时间较短而容易觉醒，如无其他症状，则属生理现象。

3. 古人说"先睡心，后睡腿"，这是有道理的。失眠者入睡时要保持情绪稳定，心境平和，睡不着时不要强迫自己入睡，要顺其自然，能睡多少睡多少。

4. 要建立科学的生活方式，按时作息，劳逸结合，晚餐不宜过饱，坚持适量的运动有利于提高睡眠质量。

## 二、中风

【概述】

中风是由于正气亏虚或饮食、情志、劳倦内伤等引起气血逆乱，产生风、火、痰、瘀，导致脑脉痹阻或血溢脑脉之外，以突然昏仆、半身不遂、口舌㖞斜、言语謇涩或不语、偏身麻木为主要临床表现的病证。根据脑髓神机受损程度的不同，有中经络、中脏腑之分，有不同的临床表现。本病多见于中老年人，四季皆可发病，但以冬春两季最为多见。

中风是一个独立的疾病，其临床表现与西医学的脑血管病相似。脑血管病主要包括缺血性和出血性两大类型，均可参考本节辨证论治。

【临床表现】

脑脉痹阻或血溢脑脉之外所引起的脑髓神机受损是中风的证候特征。其主症为神昏、半身不遂、言语謇涩或不语、口舌㖞斜、偏身麻木。次症见头痛、眩晕、呕吐、二便失禁或不通、烦躁、抽搐、痰多、呃逆。舌象可表现为舌强、舌㖞、舌卷，舌质暗红或红绛，舌有瘀点、瘀斑；苔薄白、白腻、黄或黄腻；脉象多弦，或弦滑、弦细，或结或代等。

本病发病前常有先兆症状，如素有眩晕、头痛、耳鸣，突然出现一过性言语不利或肢体麻木，视物昏花，甚则晕厥，一日内发作数次，或几日内多次复发。若骤然内风旋动、痰火交织发病者，于急性期可出现呕血、便血、壮热、喘促、顽固性呃逆，甚至厥而不复，瞳孔或大或小，病情危笃，多难救治。

## 【病因病机与辨证】

### 1. 中经络

（1）风痰入络：脉络空虚，风痰乘虚而入，气血闭阻。症见肌肤不仁，手足麻木，突然发生口眼㖞斜，言语不利，口角流涎，甚则半身不遂，舌苔薄白，脉浮数。

（2）风阳上扰：肝火偏旺而化风横窜脉络。主要表现为平素头晕头痛，耳鸣目眩，突然发生口眼㖞斜、言语不利，甚则半身不遂等症，舌质红绛、苔黄、脉弦。

（3）阴虚风动：肝肾阴虚，风阳内动，风痰瘀阻经络。主要表现为平素头晕耳鸣、腰酸，突然发生口眼㖞斜，言语不利，甚则半身不遂，舌质红、苔腻、脉弦细数。

### 2. 中脏腑

（1）闭证：中风闭证多由痰引起，其证型有痰热腑实证、痰火闭阻证、痰浊闭阻证。

①痰热腑实证：由痰热阻滞、风痰上扰、腑气不通引起。主要表现为平素头痛眩晕，心烦易怒，突然发病，半身不遂，口舌㖞斜，神志不清，肢体强急，舌质暗红或有瘀点瘀斑，苔黄腻，脉弦滑或弦涩。

②痰火闭阻证：由痰火壅盛，阳亢风动，气血上逆，神窍闭阻引起。主要表现为起病急骤，神昏，半身不遂，鼻鼾痰鸣，肢体强痉拘急，项背身热，躁扰不宁，甚则手足厥冷，频繁抽搐，偶见呕血，舌质红绛，舌苔黄腻，脉弦滑数。

③痰浊闭阻证：由痰浊偏盛，上壅清窍，内蒙心神，神机闭塞引起。主要表现为突然昏仆，不省人事，牙关紧闭，口噤不开，两手握固，大小便闭，苔白腻，脉沉滑缓。

（2）脱证：为正不胜邪，元气衰微，阴阳欲绝所致。主要表现为突然神昏，肢体瘫软，手撒肢冷汗多，重则周身湿冷，二便失禁，舌痿，舌质紫暗，苔白腻，脉沉缓、沉微或脉微欲绝。

## 【施灸穴位】

### 1. 中经络

（1）口眼㖞斜：主穴选颊车、地仓、下关、阳白、攒竹、合谷。

（2）上肢瘫痪：主穴选肩髃、曲池、手三里、外关、合谷。

（3）下肢瘫痪：主穴选环跳、阳陵泉（图2-11）、足三里、昆仑。

流涎加承浆，言语不利加廉泉，善怒加太冲，肢寒怕冷加命门、关元。

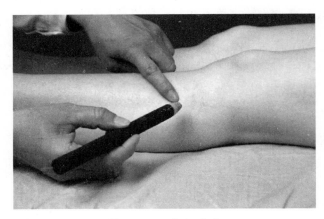

图 2-11　灸阳陵泉

**2. 中脏腑**

（1）闭证：主穴选水沟、太冲、十宣、劳宫、涌泉。牙关紧闭加地仓、颊车，失语加通里、哑门，吞咽困难加天突。

（2）脱证：主穴选关元、神阙。虚汗不尽加阴郄，小便失禁加三阴交、足三里，虚阳外越加命门、气海俞、涌泉。

**【施灸方法】**

**1. 隔盐灸**　用枣核大的艾炷施灸，直至患者苏醒为止。本法适用于中脏腑的脱证。

**2. 灯火灸**　点燃灯心草爆灸，不计壮数，直至患者苏醒为止。本法适用于中脏腑的闭证。

**3. 艾条实按灸**　将艾条的一端点燃，用数层棉布包裹，趁热按熨于施灸部位，待冷后再烧再熨。或在施灸的穴位上铺数层棉布，将点燃的艾条的一端隔着布按在施灸部位上，一按即起，反复按熨，若艾火熄灭，再重新点燃施灸。不计壮数和时间，直至苏醒为止。此法适用于中脏腑的患者。

**4. 艾条温和灸**　每穴每次施灸15～20分钟，每日1次，7次为1个疗程。此法适用于中经络的患者。

5. **艾炷隔姜灸**　每次每穴施灸 7 ～ 9 壮，艾炷大于枣核，每日施灸 1 次，7 次为 1 个疗程。此法适用于中经络的患者。

6. **天灸**　取蓖麻子仁 30g、巴豆仁 25g、皂角 25g，共研细末，用适量米醋调成膏状。取蚕豆大药膏置于神阙穴上，左侧口眼㖞斜者贴右边颊车、地仓、下关、阳白、攒竹，右侧口限歪斜者贴左边穴位，最后用胶布固定。每 2 天换贴 1 次，5 次为 1 个疗程。此法用治疗口眼㖞斜者。

**【注意事项】**

1. 平素血压较高的中老年人如有头晕、手脚不听使唤、指麻语涩等症状者，多为中风先兆，应急往医院诊治。

2. 中风初起病情危重者，应尽量在原地抢救，避免搬动颠簸，以防引起恶心。

3. 对于半身不遂、言语不利、口眼㖞斜等中风后遗症，除了灸治外，应积极进行肢体功能锻炼和语言练习。

4. 灸治中风中脏腑的闭证、脱证为应急措施，如有条件，应急送医院抢救治疗。

5. 中风病人常易复发，平常血压高的中老年人应保持心情平静、饮食清淡、起居有常，可常灸风市、足三里等预防中风。

## 三、眩晕

**【概述】**

眩晕是由于情志不遂、饮食内伤、体虚久病、失血、劳倦及外伤、手术等病因，引起风、火、痰、瘀上扰清空或精亏血少、清窍失养，以头晕、眼花为主要临床表现的一类病证。眩即眼花，晕是头晕，两者常同时并见，故统称为"眩晕"，其轻者闭目可止，重者如坐车船，旋转不定，不能站立，或伴有恶心、呕吐、汗出、面色苍白等症状。

眩晕为临床常见病证，多见于中老年人，亦可发于青年人。本病可反复发作，妨碍正常工作及生活，严重者可发展为中风、厥证或脱证而危及生命。临床上用中医灸法对控制眩晕的发生、发展具有较好疗效。

本节主要讨论由内伤引起的眩晕，外感眩晕不在本节讨论范围。西医学的高血压、低血压、低血糖、贫血、美尼尔综合征、脑动脉硬化、椎－基底动脉供血不足、神经衰弱等病，临床表现以眩晕为主要症状者，可参照本节辨证论治。

【临床表现】

本病的临床表现特征是头晕与目眩，轻者仅感眼花，头重脚轻，或有摇晃浮沉感，闭目即止；重则如坐车船，视物旋转，甚则欲仆。或兼目涩耳鸣、少寐健忘、腰膝酸软，或恶心呕吐、面色苍白、汗出肢冷等。发作间歇期长短不一，可为数月发作一次，亦有一月数次者。常有情志不舒的诱因，但也可突然起病，并可逐渐加重。眩晕若兼头胀而痛、心烦易怒、肢麻震颤者，应警惕发生中风。

【病因病机与辨证】

1. **实证**

（1）情志内伤：素体阳盛，加之恼怒过度，肝阳上亢，阳升风动，发为眩晕；或因长期忧郁恼怒，气郁化火，使肝阴暗耗，肝阳上亢，阳升风动，上扰清空，发为眩晕。

（2）饮食不节：饮食不节损伤脾胃，脾胃虚弱，气血生化无源，清窍失养而作眩晕；或嗜酒肥甘、饥饱劳倦伤于脾胃，健运失司，以致水谷不化精微，聚湿生痰，痰湿中阻，浊阴不降，引起眩晕。

（3）外伤、手术：头部外伤或手术后气滞血瘀，闭阻清窍，发为眩晕。

2. **虚证**　肾为先天之本，藏精生髓，脑为髓之海。若先天不足，肾精不充，或者年老肾亏，或久病伤肾，或房劳过度，导致肾精亏虚，不能生髓，则可发生眩晕。或肾阴素亏，肝失所养，以致肝阴不足，阴不制阳，肝阳上亢，亦可发为眩晕。大病久病或失血之后虚而不复，或劳倦过度，气血衰少，气血两虚，气虚则清阳不展，血虚则脑失所养，皆能发生眩晕。

【施灸穴位】

1. **虚证**　主穴选百会、神阙、风池、膈俞、肾俞（图2-12）、足三里。心悸加膻中，失眠加神门，耳鸣加听宫。

2. **实证**　主穴选中脘、阴陵泉、行间、水泉、印堂。胁胀加阳陵泉，头重如裹加头维。

【施灸方法】

1. **艾条温和灸**　每次每穴灸10～15分钟，先背部后腹部，每日1次，7次为1个疗程。

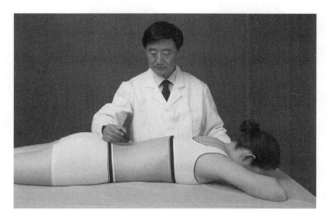

图 2-12　灸肾俞

2. **艾炷隔姜灸**　每次每穴灸 5 ～ 7 壮，艾炷大如黄豆，每日 1 次，7 次为 1 个疗程。

3. **灯火灸**　取灯心草蘸油点燃施灸，每次每穴 2 壮，5 日为 1 个疗程。

4. **天灸**　取吴茱萸（胆汁拌制）100g、龙胆草 50g、土硫黄 20g、朱砂 15g、明矾 30g，共研为细末贮瓶备用。天灸时用小蓟根汁调 30g 药末为糊状，然后将药糊分别贴于神阙、涌泉穴上，用胶布固定。2 日换药 1 次，10 次为 1 个疗程。

**【注意事项】**

1. 眩晕的病因很多，应积极治疗原发病。

2. 素体肥胖者应清淡饮食，忌食肥甘厚味之物。情志失调者应调整情志，保持平和的心态。

3. 眩晕发作时应卧床休息，周围环境应保持安静。

# 第四节　肾系病证

## 一、水肿

**【概述】**

水肿是指因感受外邪、饮食失调或劳倦过度等，使肺失宣降通调，脾失健运，肾失开合，膀胱气化失常，导致体内水液潴留，泛溢肌肤，以头面、眼睑、四肢、腹背甚至全身浮肿为临床特征的一类病证。

本病发病率较高，中医灸法治疗具有良好的疗效。

西医学的急慢性肾小球肾炎、肾病综合征、充血性心力衰竭、内分泌失调，以及营养障碍等疾病出现的水肿，可参考本节进行辨证论治。

【临床表现】

水肿初起多从眼睑开始，继则延及头面、四肢、腹背，甚者肿遍全身；也有的水肿先从下肢足胫开始，然后延及全身。轻者仅眼睑或足胫浮肿，重者全身皆肿，肿处皮肤绷紧光亮，按之凹陷即起，或皮肤松弛，按之凹陷不易恢复，甚则按之如泥。如肿势严重，可伴有胸水、腹水而见腹部膨胀、胸闷心悸、气喘不能平卧、唇黑、脐突等症。

【病因病机与辨证】

水肿可分为阳水和阴水，阳水的病因多为风邪、疮毒、水湿，发病较急，每成于数日之间，肿多由面目开始，自上而下继及全身，肿处皮肤绷紧光亮，按之凹陷即起，兼有寒热等表证，属表、属实，一般病程较短。阴水的病因多为饮食劳倦、先天或后天因素所致的脏腑亏损，发病缓慢，肿多由足踝开始，自下而上，继而遍及全身，肿处皮肤松弛，按之凹陷不易恢复，甚则按之如泥，属里、属虚或虚实夹杂，病程较长。

1. 阳水

（1）风水相搏：风邪外袭，内舍于肺，肺失宣降通调，上则津液不能宣发外达以营养肌肤，下则不能通调水道而将津液的代谢废物变化为尿，以致风遏水阻，风水相搏，水液潴留体内，泛溢肌肤，发为水肿。

（2）湿毒浸淫：肺主皮毛，脾主肌肉。痈疡疮毒生于肌肤，未能清解而内归肺脾，脾伤不能升津，肺伤失于宣降，以致水液潴留体内，泛溢肌肤，发为水肿。

（3）水湿停聚：久居湿地或冒雨涉水，水湿之气内侵；或平素饮食不节，过食生冷，均可使脾为湿困而失其运化之职，导致水湿停聚不行，潴留体内，泛溢肌肤，发为水肿。

（4）湿热壅盛：湿热内侵，久羁不化；或湿郁化热，湿热内盛，使中焦脾胃失其升清降浊之能，三焦为之壅滞，水道不通，以致水液潴留体内，泛溢肌肤，发为水肿。

**2. 阴水**

（1）脾阳虚衰：脾气受损，脾阳虚衰，运化失司，水液代谢失常，引起水液潴留体内，泛溢肌肤而成水肿。

（2）肾阳衰微："肾者水脏，主津液。"生育不节，房劳过度，或久病伤肾，以致肾气虚衰，不能化气行水，遂使膀胱气化失常，开合不利，引起水液潴留体内，泛溢肌肤而成水肿。

此外，瘀血阻滞导致三焦水道不利，往往使水肿顽固难愈。

**【施灸穴位】**

1. **阳水**　肺俞、三焦俞、阴陵泉（图2-13）、合谷。

2. **阴水**　脾俞、肾俞、水分、气海、涌泉、足三里。

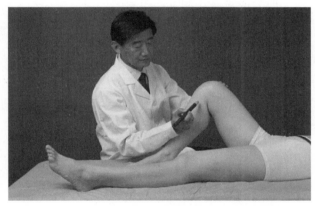

图 2-13　灸阴陵泉

**【施灸方法】**

1. **艾条温和灸**　每次每穴灸 10 ～ 15 分钟，每日 1 次，10 次为 1 个疗程。

2. **隔姜灸**　取枣核大小的艾炷施灸，每穴每次灸 7 ～ 9 壮，每日 1 次，7 次为 1 个疗程。

3. **隔盐灸**　取枣核大小的艾炷隔盐施灸。每次每穴灸 7 ～ 9 壮，每日 1 次。重者每日 2 次，10 次为 1 个疗程。本法适用于阴水患者。

**【注意事项】**

1. 水肿可见于多种疾病，要查清病因，积极治疗原发病。

2. 水肿病后期应立即送往医院采取综合治疗措施。

## 二、癃闭

### 【概述】

癃闭是由于肾和膀胱气化失司导致的以排尿困难、全日总尿量明显减少、小便点滴而出，甚则闭塞不通为临床特征的一种病证。其中小便不利、点滴而短少、病势较缓者称为"癃"；以小便闭塞、点滴全无、病势较急者称为"闭"。癃和闭虽有区别，但都是指排尿困难，只是轻重程度上的不同，因此多合称为癃闭。

癃闭相当于西医学中各种原因引起的尿潴留和无尿症，神经性尿闭、膀胱括约肌痉挛、尿路结石、尿路肿瘤、尿路损伤、尿道狭窄、老年人前列腺增生症、脊髓炎等病所出现的尿潴留及肾功能不全引起的少尿、无尿症，皆可参考本节内容辨证论治。

### 【临床表现】

本病以排尿困难，全日总尿量明显减少，甚至小便闭塞不通、点滴全无为主要临床表现。起病或突然发生，或逐渐形成，一般在"癃"的阶段表现为小便不利，排尿滴沥不尽，或排尿无力，或尿流变细，或尿流突然中断，全日总尿量明显减少；在"闭"的阶段表现为小便不通，全日总尿量极少，甚至点滴全无，或小便欲解不出，小腹胀满，状如覆碗。尿闭可突然发生，亦可由癃逐渐发展而来。病情严重时可出现头晕，胸闷气促，恶心呕吐，口气秽浊，水肿，甚至烦躁、神昏等症，尿道无疼痛感觉。

### 【病因病机与辨证】

1. 实证

（1）湿热蕴结：过食辛辣肥腻，酿湿生热，湿热不解，下注膀胱；或湿热素盛，肾热下移膀胱；或下阴不洁，湿热侵袭，膀胱湿热阻滞，气化不利，导致小便不通或尿量极少而为癃闭。

（2）肺热气壅：肺为水之上源。热邪袭肺，肺热气壅，肺气不能肃降，津液输布失常，水道通调不利，不能下输膀胱；又因热气过盛，下移膀胱，以致上下焦均为热气闭阻，气化不利而成癃闭。

（3）肝郁气滞：七情所伤，引起肝气郁结，疏泄不及，从而影响三焦水液的运行和气化功能，致使水道通调受阻而形成癃闭。且肝经经脉绕阴器，抵少腹，肝经有病可导致癃闭。

（4）尿路阻塞：瘀血、败精或肿块、结石阻塞尿道，可导致小便难以排出而形成癃闭。

**2. 虚证**

（1）脾气不升：劳倦伤脾，饮食不节，或久病体弱，均可导致脾虚清气不能上升而浊气难以下降，小便因而不通，形成癃闭。

（2）肾元亏虚：年老体弱或久病体虚，肾阳不足，命门火衰，气不化水，"无阳则阴无以化"，可导致尿不得出；或因下焦炽热，日久不愈，耗损津液，以致肾阴亏虚、水府枯竭而成癃闭。

**【施灸穴位】**

主穴选中极、关元、气海、三焦俞、神阙。实证加三阴交（图2-14）、阴陵泉，虚证加肾俞、脾俞。

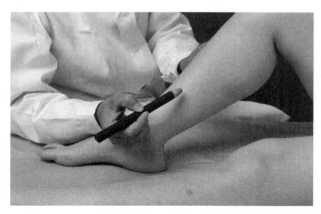

图 2-14　灸三阴交

**【施灸方法】**

**1. 艾条温和灸**　每次每穴灸 10 ～ 15 分钟，每日 1 次，10 次为 1 个疗程。

**2. 太乙针**　每次每穴反复灸 5 ～ 7 次，每日或隔日 1 次，7 次为 1 个疗程。

**3. 隔姜灸**　取枣核大小的艾炷，每次每穴灸 5 ～ 7 壮，每日灸 1 ～ 2 次，10 次为 1 个疗程。

**4. 隔盐灸**　用细盐将肚脐填平，再放上附子饼和枣核大小的艾炷施灸。每次灸 7 ～ 9 壮，每日 1 ～ 2 次，5 次为 1 个疗程。

【注意事项】

艾灸对虚证尿潴留效果较好，对实证尿潴留疗效差，癃闭严重者如艾灸无效，应急送医院进行导尿处理。

# 第五节　其他病证

## 一、痿证

【概述】

痿证系指外感或内伤使精血受损，肌肉筋脉失养，以致肢体弛缓、软弱无力，甚至日久不用引起肌肉萎缩或瘫痪的一种病证。痿者萎也，枯萎之义，即指肢体痿弱、肌肉萎缩。凡手足或其他部位的肌肉痿弱无力、弛缓不收者均属痿证范畴。

西医学的感染性多发性神经炎、运动神经元病、重症肌无力、肌营养不良等病，符合本病证候特征者，可参考本节辨证论治。

【临床表现】

本病以筋脉弛缓，肢体肌肉软弱无力，不能随意活动，甚至肌肉萎缩或瘫痪为主要证候特征。但因病机不同，临床表现各异，有急性起病、进行性加重者，有缓慢发病者，也有时轻时重、周期性发作者；有疲劳后发病者，有睡卧后发作者；有以女性多见，有以男性为主者；一般以下肢发病多见，也有见于上肢、肩背者；有影响窍髓而难于张口、睁目者，甚至瘫痪者，有肢体近端肌肉弱于远端者，或肢体远端肌肉弱于近端者。初则仅为肌肉软弱无力，久则肌肉萎缩不用。

【病因病机与辨证】

**1. 肺热津伤**　感受温热毒邪，高热不退，或病后余热燔灼，伤津耗气，皆令"肺热叶焦"，不能布送津液以润泽五脏，导致四肢肌肉筋脉失养而痿弱不用。

**2. 湿热浸淫**　外感湿热之邪；或久居湿地，冒受雨露，感受寒湿之邪后郁遏化热；或饮食不节，生冷肥甘太过，损伤脾胃，脾不能运化水湿而内生湿热。若湿热未及时清除，濡滞肌肉，浸淫经脉，气血不运，肌肉筋脉失养而发为痿证。

**3. 脾胃受损**　脾胃为后天之本，气血生化之源，五脏六腑、四肢百骸赖之以温煦滋养。若素体虚弱，或久病成虚，或饮食不节，脾胃受损，脾胃既不能运化水谷以化生气血而精血不足，也不能转输精微，五脏失其润养，筋脉失其温煦，故发为痿证。

**4. 肝肾亏损**　素体肝肾亏虚；或因房色太过，乘醉入房，精损难复；或因劳役太过而致肝肾亏损；或五志失调，火起于内，耗灼精血，均可致肝肾亏损。肝血不足，肾精亏虚，肝不主筋，肾不主骨，髓枯筋痿，肌肉也随之不用，故发为痿证。另外，也有因实致虚者，如湿热留滞不化，下注于肝肾，久则亦能损伤肝肾，导致筋骨失养。

【施灸穴位】

上肢痿证主穴选肩髃、曲池、合谷、手三里、阳池（图 2-15），下肢痿证主穴选髀关、梁丘、足三里、解溪。肺热加尺泽、肺俞，湿热加阴陵泉、脾俞，脾胃受损加大都、公孙、中脘，肝肾阴虚加肝俞、三阴交。

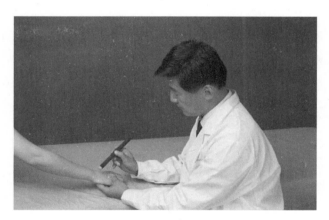

图 2-15　灸阳池

【施灸方法】

**1. 艾条灸**　每次随症选取 4 ～ 6 个穴位，每穴每次悬起灸 5 ～ 10 分钟，或实按灸 7 ～ 10 壮。每日施灸 1 次，或隔日施灸 1 次，10 次为 1 个疗程。

**2. 艾炷隔姜灸**　每次随症选取 4 ～ 5 个穴位，取用枣核大小的艾炷施灸，每穴每次施灸 5 ～ 7 壮。每日施灸 1 次，或隔日施灸 1 次。10 次为 1 个疗程。

**3. 温灸盒灸**　随症选取背部穴位施灸，每穴每次施灸 10～15 分钟，灸至局部皮肤出现红晕为止。每日施灸 1 次，或隔日施灸 1 次。10 次为 1 个疗程。

**4. 灯火灸**　每次随症选取 4～5 个穴位，每次每穴施灸 2～3 壮。每日 1 次，10 次为 1 个疗程。

【注意事项】

1. 本病常出现在一些疾病的后期，病程较长，一般需要灸治 3～4 个疗程方可见效，所以应鼓励患者要有耐心，每日坚持灸治。在灸治过程中也可配合针刺、推拿等疗法，这样多法并用效果更好。

2. 本病常因其他原发疾病所引起，所以应注意采取措施治疗原发性疾病。

3. 在治疗过程中也可适当进行一些功能性锻炼，这样有益于患肢的恢复。

## 二、痹证

【概述】

痹证是由于正气不足，风、寒、湿、热等外邪侵袭人体，痹阻经络，气血运行不畅所导致的，以肌肉、筋骨、关节发生疼痛、麻木、重着、屈伸不利，甚至关节肿大灼热为主要临床表现的病证。

西医学的风湿性关节炎、类风湿性关节炎、强直性脊柱炎、骨性关节炎、坐骨神经痛等疾病符合以上临床特征者，可参照本节辨证论治。

【临床表现】

肌肉、筋骨、关节疼痛为本病的主要证候特征。但疼痛的性质有酸痛、胀痛、隐痛、刺痛、冷痛、热痛或重着疼痛等。疼痛的部位或以上肢为主，或以下肢为甚；可对称发作，亦可非对称发生；或累及单个关节，或多关节同病；可为游走不定，或为固定不移。或局部红肿灼热，或单纯肿胀疼痛，皮色不变。或喜热熨，或乐冷敷。多为慢性久病，病势缠绵；亦可急性起病，病程较短。病重者关节屈伸不利，甚者关节僵硬、变形，生活困难。

【病因病机与辨证】

风、寒、湿、热病邪留注肌肉、筋骨、关节，造成经络壅塞，气血运行不畅，肢体筋脉拘急失养为本病的基本病机。但风、寒、湿、热病邪为患各有侧重，风邪甚者病邪流窜，病变部位游走不定；寒邪甚者肃杀阳气，疼痛剧烈；湿邪甚者黏着凝固，病变沉着不移；热邪甚者煎灼阴液，热痛而红肿。

**1. 行痹** 行痹是以风邪为主导致的痹证，主要表现为肢体关节、肌肉酸痛，上下左右关节游走不定，但以上肢为多见，以寒痛为多，亦可轻微热痛，或见恶风寒，舌苔薄白或薄腻，脉多浮或浮紧。

**2. 痛痹** 痛痹是以寒邪为主导致的痹证，主要表现为肢体关节疼痛较剧，甚至关节不可屈伸，遇冷痛甚，得热则减，痛处多固定，亦可游走，皮色不红，触之不热，苔薄白，脉弦紧。

**3. 着痹** 着痹是以湿邪为主导致的痹证，主要表现为肢体关节疼痛重着、酸楚，或有肿胀，痛有定处，肌肤麻木，手足困重，活动不便，苔白腻，脉濡缓。

**4. 热痹** 热痹是以热邪为主导致的痹证，主要表现为肢体关节疼痛，痛处焮红灼热肿胀，疼痛剧烈，得冷则舒，筋脉拘急，日轻夜重，多兼有发热、口渴、烦闷不安，舌质红，苔黄腻或黄燥，脉滑数。痹证日久不愈，气血津液运行不畅之病变日甚，血脉瘀阻，津液凝聚，痰瘀互结，闭阻经络，深入侵骨，可出现皮肤瘀斑、关节肿胀畸形等症，甚至深入脏腑，出现脏腑痹的证候。

**【施灸穴位】**

**1. 按病位选取穴位**

肩部：肩髃、肩髎、肩贞、肩前。

肘部：曲池、肘髎、少海、天井、合谷。

腕部：阳池、外关、阳溪、腕骨。

髀部：环跳、居髎、悬钟、阿是穴。

膝部：梁丘、足三里、膝眼、阳陵泉。

踝部：申脉、照海、丘墟、昆仑。

足部：天柱、后溪、照海、昆仑。

腰骶部：腰阳关、八髎、委中、大肠俞。

**2. 按病性选取穴位**

行痹：膈俞、血海。

痛痹：肾俞、关元。

着痹：足三里（图2-16）、商丘。

热痹：大椎、曲池。

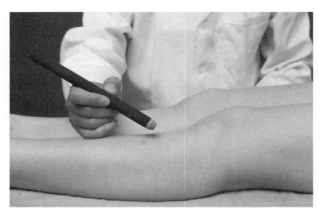

图 2-16　灸足三里

**【施灸方法】**

1. **艾条灸**　每次随症选取 2 ～ 3 个穴位，每穴每次悬起灸 10 ～ 15 分钟，或实按灸 7 ～ 10 壮。每日灸治 1 次，或隔日灸治 1 次。7 次为 1 个疗程。

2. **艾炷隔姜灸**　每次随症选取 4 ～ 5 个穴位，取用枣核大小的艾炷施灸，每穴每次施灸 5 ～ 7 壮。每日施灸 1 次，7 次为 1 个疗程。

3. **艾炷隔盐灸**　取适量精盐纳入神阙穴（即脐孔），其上放置 0.3 ～ 0.4cm 厚的姜片一块，然后将枣核大小的艾炷放置其上点燃施灸。每次施灸 15 ～ 30 壮，每日施灸 1 次，或隔日施灸 1 次，7 次为 1 个疗程。

4. **硫黄隔姜灸**　采用本法时，首先要制备好备用材料。具体程序是：取纯净陈艾绒 100g 放入砂锅中，加水煮沸后过滤，将澄清的药汁倒入紫铜皿内（半锅即可），加入适量的硫黄粉搅拌，然后再加热，慢慢熬成油汁状，待颜色变成铜黄色时立即将药锅拿开，将药汁倒入瓷盘中冷却，冷却后将药块切成绿豆大小的颗粒备用。

施灸时，切取厚 0.2 ～ 0.3cm 的生姜片一块，放置在选定的部位上（一般多选用病变部位的压痛点），再取硫黄灸料一粒放置在姜片中央后点燃施灸。当患者感觉灼热时即可将其熄灭。每日施灸 1 次，每次灸 1 ～ 3 壮。

5. **灯火灸**　每次随症选取 3 ～ 5 个穴位，每日暴灸 1 次，或隔日暴灸 1 次，7 次为 1 个疗程。

## 6. 天灸法

（1）斑蝥天灸法：每次选取 2 ～ 3 个穴位施灸，每穴每次天灸 30 ～ 60 分钟。如果局部出现水疱，可用针刺破后放出液体，并用消毒纱布外敷，以免引起感染。

（2）小茴香天灸法：取小茴香 150g，醋糟 600g，放入锅内炒热后将其装入一布袋中，敷于患处，凉了加热再敷，反复 3 ～ 6 次。本法特别适宜于治疗寒痹。

（3）透骨草天灸法：取适量的鲜透骨草，捣烂成泥状，敷于患处，用油纸覆盖，胶布固定。每次敷灸 1 ～ 2 小时。

（4）五倍子天灸法：采用本法时首先要备料，方法是：取五倍子 500g 烘干研成细末，装瓶备用；另取食用醋 1500mL，放入锅内熬至 500mL；然后将五倍子末倒入其中搅拌成膏状。施灸时取适量药膏敷于患处，上盖油纸，用胶布固定。每日敷灸 1 次，5 次为 1 个疗程。

（5）芙蓉叶天灸法；取适量芙蓉叶，烘干后研为细末备用。施灸时取适量药末，用香油或蓖麻油调和成膏状，敷于患处阿是穴上，上盖油纸，用胶布固定。每日施灸 1 次，7 次为 1 个疗程。

（6）凤仙花天灸法：取凤仙花全草 1000g，加水煮成膏。敷灸时取药膏适量敷于患处，用油纸覆盖，胶布固定。每日施灸 1 次，5 次为 1 个疗程。

【注意事项】

1. 平时要注意劳逸结合，注意保暖，以免复发或影响疗效。

2. 如采用灸法治疗效果不明显，应去医院进行治疗。

# 第三章　外科病证

## 第一节　疮疡及皮肤病

### 一、风疹

【概述】

风疹是一种常见的皮肤病，其特征是皮肤上出现鲜红色或苍白色的瘙痒性风团。因其遇风易发，故名"风疹"，又称"荨麻疹""风疹块"。急性者 1 ～ 2 周可痊愈，慢性者常反复发作，可历数月或经久难愈。

【临床表现】

皮肤突然出现大小不等的淡红色风团，瘙痒异常。其发病迅速，搔抓后疹块凸起，多成块成片，此起彼伏，疏密不一，消退后不留痕迹。

急性发作常因进食某种蛋白质类食物引起，如鱼虾等海鲜，或因服用阿司匹林等药物引起，可突然发生，又迅速退去，但又不断成批出现。慢性者可反复发作，长达数月甚至数年。

【病因病机与辨证】

1. **外感风邪**　因腠理不固，风邪遏于肌表而成风疹，兼见发热恶风、咳嗽、肢体酸楚等症状。

2. **肠胃积热**　肠胃积热者源于平素体质不耐膏粱厚味、鱼虾等食物，致胃肠积热，郁于肌肤而发风疹，兼见恶心、呕吐、腹痛、便秘等症状。

【施灸穴位】

主穴选血海（图 3-1）、三阴交、曲池、合谷。外感风邪加外关，肠胃积热加足三里。

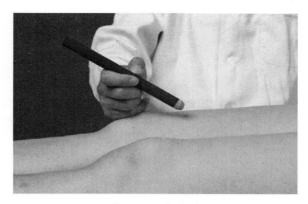

图 3-1　灸血海

【施灸方法】

1. **艾条温和灸**　每次每穴灸 10～15 分钟，每日 1 次，3 次为 1 个疗程。

2. **隔姜灸**　取枣核大小的艾炷施灸，每次每穴灸 5～7 壮，每日 1 次，3 次为 1 个疗程。

3. **太乙针**　每次每穴灸 5～7 壮，每日 1 次，3 次为 1 个疗程。

【注意事项】

1. 应查清过敏原因并去除之。

2. 风疹患者忌食发物及刺激性食物。

## 二、牛皮癣

【概述】

牛皮癣是一种患部皮肤状如牛项之皮，厚而且坚的慢性瘙痒性皮肤病。在中医文献中，因其好发于颈项部，故称为摄领疮；因其缠绵顽固，故亦称为顽癣。本病以皮肤局限性苔藓样变伴剧烈瘙痒为临床特征，好发于青壮年，慢性经过，时轻时重，多在夏季加剧、冬季缓解。本病相当于西医学的神经性皮炎。

【临床表现】

好发于颈部、肘部、骶部及小腿伸侧等处，常呈对称性分布，亦可沿皮神经分布呈线状排列。

皮损初起为有聚集倾向的多角形扁平丘疹，皮色正常或略潮红，表面光泽或覆有菲薄的糠皮状鳞屑；以后由于不断地搔抓或摩擦，丘疹逐渐扩大，互相融合成片；继之则局部皮肤增厚，纹理加深，互相交错，表面干燥粗糙，并有少许灰白色鳞屑而呈苔藓样变，皮肤损害可呈圆形或不规则形斑片，边界清楚，触之粗糙。由于搔抓，患部及其周围可伴有抓痕、出血点或血痂，其附近也可有新的扁平小丘疹出现。

自觉阵发性奇痒，被衣物摩擦与汗渍时更剧，入夜尤甚，搔之不知痛楚。情绪波动时，瘙痒也随之加剧。因瘙痒可影响工作和休息，患者常伴有失眠、头昏、烦躁等症状。

本病病程缓慢，常数年不愈，反复发作。

临床上按其发病部位、皮损多少分为泛发型和局限型两种。局限型皮损仅见于颈项等局部，为少数境界清楚的苔藓样肥厚斑片；泛发型分布较广泛，好发于头、四肢、肩、腰部等处，甚至泛发全身各处，皮损特点与局限型相同。

【病因病机与辨证】

初起多为风湿热之邪阻滞肌肤，或颈项多汗、硬领摩擦等所致；病久耗伤阴液，营血不足，血虚生风生燥，肌肤失养而成；血虚肝旺，情志不遂，郁闷不舒，或紧张劳累，心火上炎，以致气血运行失职，凝滞肌肤，每易成诱发的重要因素，且致病情反复发作。

【施灸穴位】

阿是穴（病变部位，图 3-2）。

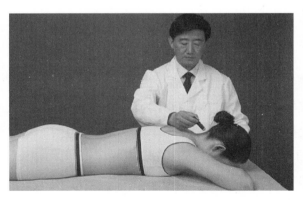

图 3-2　灸阿是穴

【施灸方法】

1. 艾条回旋灸　每次灸阿是穴 20 分钟，每日 1 次，5 次为 1 个疗程。

**2. 隔蒜泥灸**　将大蒜捣成蒜泥敷于患处，在其上点燃艾炷施回旋灸，每次灸 20 分钟，每日 1 次，5 次为 1 个疗程。

【注意事项】

1. 本病病程较长且易反复发作，本病的发作常与情绪有关，因此要嘱患者保持心态平和、心情舒畅。

2. 患处不宜搔抓和用热水烫洗，忌食发物和刺激性食物。

## 三、油风（斑秃）

【概述】

油风是一种头部毛发突然发生斑块状脱落的慢性皮肤病。本病以脱发区皮肤正常、无自觉症状为临床特征，可发生于任何年龄，但多见于青年人，男女均可发病。本病相当于西医的斑秃。

【临床表现】

头发突然成片迅速脱落，脱发区皮肤光滑，边缘的头发松动而容易拔出，拔出时可见发根近端萎缩，上粗下细。

可发生于任何年龄，但多见于青年人，男女均可发病。脱发区呈圆形、椭圆形或不规则形，数目不等，大小不一，可相互连接成片，或头发全部脱光而呈全秃，严重者眉毛、胡须、腋毛、阴毛等全身毛发脱落。

一般无自觉症状，多在无意中发现。常在过度劳累、睡眠不足、精神紧张或受刺激后发生。病程较长，可持续数月或数年，多数能自愈，但也有反复发作或边长边脱者。开始长新发时往往纤细柔软，呈灰白色，类似毫毛，以后逐渐变粗变黑，最后与正常毛发相同。

【病因病机与辨证】

1. **血热风燥**　过食辛辣厚味，或肝郁化火，损阴耗血，血热生风，风热上窜额顶，毛发失于阴血濡养而突然脱落。

2. **气滞血瘀**　跌仆损伤，瘀血阻络，血不畅达，可导致发脱不生。

3. **气血两虚**　肝藏血，发为血之余；肾主骨，其荣在发。久病致气血两虚，肝肾不足，精不化血，血不养发，发无生长之源，毛根空虚而发落成片。

**【施灸穴位】**

以阿是穴（脱发部位）为主穴，血热风燥加血海、曲池（图3-3），气滞血瘀加气海、膈俞，气血两虚加脾俞、气海。

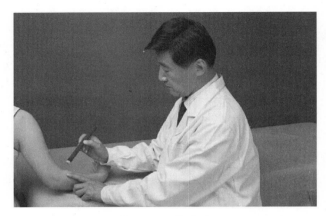

图3-3　灸曲池

**【施灸方法】**

1. **艾条回旋灸**　在患处涂上生姜汁，每次熏灸30分钟，至皮肤呈微红为止。每日1～2次，10次为1个疗程。

2. **梅花针加艾条回旋灸**　用75%的酒精棉球轻搽患处，用梅花针轻叩至皮下出血，然后再点燃艾条施灸。每次灸15～20分钟，每2日1次，5次为1个疗程。

3. **隔姜灸**　将大小相当的生姜片放置于斑秃处，上置米粒大小的艾炷数个，点燃施灸。每次灸5～7壮，每日1次，7次为1个疗程。

**【注意事项】**

1. 嘱患者心情保持舒畅，避免精神创伤和紧张。

2. 用梅花针叩刺须分轻重，患处皮肤光滑宜叩出血珠；如患处有稀疏嫩发宜轻叩，不必出血。

## 四、疣

**【概述】**

疣是一种发生在皮肤浅表的良性赘生物。因其皮损形态及部位不同而名称各异，如发生于手指、手背、头皮等处者，称千日疮、疣目、枯筋箭或瘊子；发于颜面、手背、前臂等处者，称扁瘊；发于胸背，皮损中央有脐窝的赘疣，称鼠乳；发于足跖部者，称跖疣；发于颈及眼睑，呈细软丝状突起者，称丝状疣或线瘊。本病西医亦称疣，一般分为寻常疣、扁平疣、传染性软疣、掌跖疣和丝状疣。

【临床表现】

疣目相当于西医学的寻常疣，初起为一个针尖至绿豆大的疣状赘生物，呈半球形或多角形，突出表面，色呈灰白或污黄，表面蓬松枯槁，状如花蕊，粗糙而坚硬。以后体积渐次增大，发展成乳头状赘生物，此为原发性损害，称母疣。此后由于自身接种而数目增多。生于指甲边缘者可向甲下蔓延，增生时可将指甲顶起，引起疼痛或染毒成沿爪疔；生于头皮、手指或足趾间的疣如指状突起，称指状疣。病程慢性，可自然消退，一般无自觉症状，常因搔抓、碰撞、摩擦破伤而易出血。

扁瘊相当于西医学的扁平疣。皮损为表面光滑的扁平丘疹，芝麻至黄豆大小，淡红色、褐色或正常皮肤颜色，数目较多，散在分布，或簇集成群，亦可互相融合，可因搔抓使皮损呈线状排列。

鼠乳相当于西医学的传染性软疣。皮损初起为米粒大的半球状丘疹，渐增至绿豆大，中央呈脐窝状凹陷，表面有蜡样光泽。早期质地坚韧，后渐变软。呈灰色或珍珠色。常呈散在分布，也可簇集成群，但不融合。自觉微痒，经过徐缓，可自行消失。

跖疣因足底受压，皮损常不高出皮面，除去角质层后可见疏松的白色乳状角质物，边缘可见散在小的紫黑色出血点，数目从几个至几十个不等。有明显的压痛，用手挤压则疼痛加剧。好发于足跖前后受压处及趾部，足部多汗者易患本病。

丝状疣皮损为单个细软的丝状突起，可自行脱落，不久又可长出新的皮损。一般无自觉症状。

【病因病机与辨证】

1. **风热毒邪** 本病可由风热毒邪搏于肌肤而生。

2. **肝火旺盛** 怒动肝火，肝旺血燥，筋气不荣，肌肤不润，可导致此病。

3. **气滞血瘀**　跖疣多由局部气血凝滞而成，外伤、摩擦常为其诱因。

【施灸穴位】

主穴为阿是穴（皮损部位），风热毒邪所致者加曲池，肝火旺盛加太冲，气滞血瘀加气海、血海、膈俞。

【施灸方法】

1. **鸦胆子仁天灸**　取鸦胆子适量，捣成膏状；先在胶布上剪一个与疣体同样大小的圆洞，将胶布套住疣体以保护周围皮肤；然后在疣体上敷鸦胆子泥，上盖油纸，胶布固定。每日换药 1 次，3 次为 1 个疗程。

2. **苍耳子天灸**　取苍耳子 50g 放于 75％的酒精 250mL 中浸泡 7 日，然后用浸泡苍耳子的酒精涂抹皮损部位，每日 2 ～ 3 次，10 日为 1 个疗程。

3. **直接灸**　先用 75％的酒精消毒疣体及周围皮肤，取与疣体相同大小的艾炷置于疣体部施灸。任艾炷燃完，灸一壮即可。每 2 日施灸 1 次，5 次为 1 个疗程。此法使用于寻常疣。

4. **线香灸**　持点燃的线香的一端对准疣体的顶部直接施灸，一般灸灼 5 ～ 7 次可见疣体顶端陷下而呈焦枯状。灸后施灸处注意清洁，以防感染。一般灸后 5 ～ 10 日即可脱痂而愈。

【注意事项】

1. 灸法治疗疣效果较好，是疣的首选治疗方法之一。必要时可多法并用，以期取得最佳疗效。

2. 苍耳子天灸既简单方便，效果又好，尤其适用于颜面部的治疗。

## 五、蛇串疮

【概述】

蛇串疮是一种皮肤上出现成簇水疱，呈带状分布，痛如火燎的急性疱疹性皮肤病。因皮损状如蛇行，故名蛇串疮；因每多缠腰而发，故又称缠腰火丹；本病又称之为火带疮、蛇丹、蜘蛛疮等。本病以成簇水疱沿一侧周围神经带状分布、伴刺痛为临床特征，多见于成年人，好发于春秋季节。相当于西医的带状疱疹。

【临床表现】

一般先有轻度发热、倦怠、食欲不振，以及患部皮肤灼热感或神经痛等前驱症状，但亦有无前驱症状即发疹者。经 1～3 天后，患部发生不规则的红斑，继而出现多数和成簇的粟粒至绿豆大小的丘疱疹，迅速变为水疱，聚集一处或数处，排列成带状，水疱往往成批发生，簇间隔以正常皮肤，疱液透明；5～7 天后转为浑浊，或部分破溃、糜烂和渗液，最后干燥结痂，再经数日痂皮脱落而愈。

少数患者不发出典型水疱，仅仅出现红斑、丘疹，或大疱，或血疱，或坏死；岩瘤患者或年老体弱者可在局部发疹后数日内全身发生类似于水痘样的皮疹，常伴高热，可并发肺、脑损害，病情严重者可致死亡。一般在发疹的局部常伴有肿痛。

蛇串疮多发生于身体一侧，不超过正中线，但有时在患部对侧亦可出现少数皮疹。皮损好发于腰肋、胸部、头面、颈部，亦可见于四肢、阴部及眼、鼻、口等处。

疼痛为本病的特征之一，疼痛的程度可因年龄、发病部位、损害轻重不同而有所差异，一般儿童患者没有疼痛或疼痛轻微，年龄愈大疼痛愈重；头面部较其他部位疼痛剧烈；皮疹为出血或坏死者往往疼痛严重。部分老年患者在皮疹完全消退后仍遗留神经疼痛，持续数月之久。

本病若发生在眼部，可有角膜水疱、溃疡，愈后可因疤痕而影响视力，严重者可引起失明、脑炎，甚至死亡。若发生在耳部，可有外耳道或鼓膜疱疹、患侧面瘫及轻重不等的耳鸣、耳聋等症状。此外，少数患者还可有运动麻痹、脑炎等。儿童及青年人病程一般为 2～3 周，老年人 3～4 周。愈后很少复发。

【病因病机与辨证】

1. **肝经郁热**　情志内伤，肝郁气滞，久而化火，肝经火毒外溢肌肤而发。

2. **脾虚湿蕴**　饮食不节，脾失健运，湿邪内生，蕴而化热，湿热内蕴，外溢肌肤而生。

3. **气滞血瘀**　年老体虚者常因血虚肝旺，湿热毒盛，气血凝滞，以致疼痛剧烈，病程迁延。

【施灸穴位】

主穴选阿是穴（皮损部位，图 3-4）、曲池、大椎。肝经郁热加太冲、期门，脾虚湿蕴加脾俞、足三里，气滞血瘀加合谷、血海。

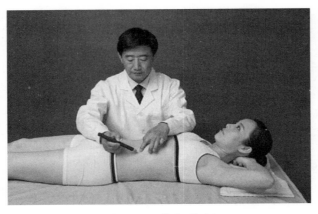

图 3-4　灸阿是穴

**【施灸方法】**

**1. 梅花针加艾条回旋灸**　用 75% 的酒精消毒皮损部位，然后用梅花针叩刺，叩刺时力量应由轻到重，叩至皮下出血为止；然后点燃艾条回旋灸 30 分钟。每 3 日治疗 1 次，3 次为 1 个疗程。

**2. 棉花灸**　取一层薄的医用脱脂棉覆盖在疱疹上，然后点燃棉花一端，待薄棉花片一次烧完即可。多数患者第二天疱疹缩小，颜色变暗，疼痛减轻。每日烧灸 1 次，最多可烧灸 3 次。

**3. 艾条温和灸**　每次每穴灸 10～15 分钟，每日 1 次，3 次为 1 个疗程。

**4. 天灸**　如意金黄散水调外敷，每 2 日敷灸 1 次，2 次为 1 个疗程。

**5. 石灰白酒洗剂**　取熟石灰 40g，白酒 70mL，甘油 20mL，混合搅匀后涂患处。每日 2 次。

**【注意事项】**

1. 用棉花灸时，注意棉花薄厚要均匀，且洞眼和空隙要均匀，以免烧灸时影响疗效。

2. 皮损严重者应休息，多饮水，饮食宜清淡。

## 六、疔疮

**【概述】**

疔疮是一种发病迅速而且危险性较大的急性感染性疾病，多发生在颜面和手足等处。若处理不当，发于颜面者易引起走黄危证而危及生命，发于手足者则可损筋伤骨而影响功能。

颜面部疔疮是指发生在颜面部的急性化脓性疾病，相当于颜面部疖、痈。其特征是疮形如粟，坚硬根深，状如钉丁。颜面部疔疮由于发生部位不同而名称各异，如生在眉心的叫眉心疔；生在眼胞的，叫眼胞疔；生在鼻部的，叫鼻疔；生在迎香穴的，叫迎香疔；生在人中的，叫人中疔；生在人中两旁的，叫虎须疔；生在口角的，叫锁口疔；生在唇部的，叫唇疔；生在颏部的，叫承浆疔；生在地角穴的，叫地角疔，等等。

【临床表现】

本病多发于唇、鼻、眉、颧等处，肿胀范围多在 3 ~ 6cm，根深坚硬，状如钉丁。初起在颜面部的某处皮肤上突起一粟米样脓头，或痒或麻，渐渐红肿热痛，重者可伴恶寒发热。随后肿势逐渐增大，四周浸润明显，疼痛加剧，脓头破溃。此时可伴发热口渴、便秘、溲赤。后期根软溃脓，疔根随脓外出，随之肿消痛止，身热减退而愈。

凡颜面部疔疮，症见顶陷色黑无脓，四周皮肤暗红，肿势扩散，失去护场，以致头面耳项俱肿，伴壮热烦躁，神昏谵语，胁痛气急，舌红绛，苔黄燥，脉洪数等症状。此乃疔毒有越出局限范围之象，是为走黄。

【病因病机与辨证】

本病总以火热之毒为患，常见有下列两种原因。

**1. 感受火热毒邪，蕴结肌肤**　感受火热之气，或因昆虫咬伤，或因抓破染毒，毒邪蕴蒸肌肤，以致经络阻隔、气血凝滞而成本病。

**2. 脏腑蕴热，火毒结聚**　七情内伤，气郁化火，火炽成毒，或恣食膏粱厚味、醇酒炙煿，损伤脾胃，运化失常，脏腑蕴热，发越于外，火毒结聚于肌肤而发为本病。

【施灸穴位】

阿是穴、身柱、灵台。

【施灸方法】

**1. 艾条悬起灸**　每次选取 1 ~ 2 个穴位，每穴每次施灸 10 ~ 20 分钟。每日施灸 1 ~ 2 次，5 次为 1 个疗程。

2. **灯火灸**　每次选取 2 ～ 3 个穴位，每穴每次施灸 3 ～ 5 壮。

3. **蒜泥天灸**　将独头大蒜去皮捣烂敷于疖肿处，用纱布覆盖，胶布固定。每日换药 1 ～ 2 次。

4. **艾炷隔蒜灸**　用隔蒜灸法在患部阿是穴施灸。每次 7 ～ 10 壮，每日 1 ～ 2 次。

## 【注意事项】

1. 灸法治疗疔疮只对初起和中期患者有一定疗效，对于已经成脓的患者，或高热烦躁神昏者，应急送医院接受外科治疗。

2. 对于鼻子周围的疖疮治疗时不宜挤压，以免造成毒邪攻心。

3. 平时应多吃蔬菜、瓜果，少食油腻之物及鱼腥之品。

# 七、冻疮

## 【概述】

冻疮是指人体受寒邪侵袭所引起的全身性或局部性损伤。相当于西医的冻伤。局部性冻伤者病情较轻，以局部肿胀、麻木、痛痒、青紫，或起水疱，甚则破溃成疮为主症；全身性冻伤者病情较重，以体温下降、四肢僵硬，甚则阳气亡绝而死亡为主要特征。

## 【临床表现】

局部性冻疮主要发于手背、足跟、耳郭等暴露部位，多呈对称性，轻者受冻部位皮肤先苍白，继而红肿，或有硬结、斑块，边缘焮红，中央青紫，自觉灼痛、麻木，暖热时自觉灼热、痒痛。重者则有大小不等的水疱或肿块，皮肤淡白或暗红，或转紫色，疼痛剧烈，或感觉消失，局部出现暗红色血疱，血疱破溃后渗流脓血水，收口缓慢，常需 1 ～ 2 个月或更长时间。如感染毒邪可变为湿性坏疽，全身可伴有发热、恶寒等症，甚至出现内陷证。

全身性冻疮者初起出现寒战，继则感觉迟钝，疲乏无力，视物模糊，出现幻觉，嗜睡，不省人事，体温逐渐降低，瞳孔散大，对光反射迟钝，呼吸变浅，脉搏细弱，甚至呼吸、心跳停止而死亡。

## 【病因病机与辨证】

冬令时节或寒冷潮湿环境，加之平素气血虚弱，或因饥饿，或因病后，或因静坐少动，寒邪侵袭过久，耗伤阳气，以致气血运行不畅，气血瘀滞而成冻疮，重则肌肤腐烂。此外，爆冷着热或爆热着冷也可致气血瘀滞而腐烂成疮。若寒邪太重，耗伤阳气太过，则可因阳气耗竭而亡。

【施灸穴位】

阿是穴（图 3-5）。

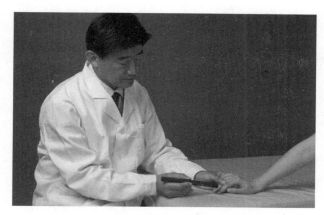

图 3-5　灸阿是穴

【施灸方法】

冻疮是因寒冷引起的机体损伤，所以适宜用各种灸法。下面简要介绍不同灸法治疗冻伤的操作方法。

1. **艾炷隔姜灸**　根据冻疮的面积选用大小适宜的艾炷施灸。施灸壮数可根据患者病情灵活掌握，一般灸至冻疮局部有灼热感即可，每日灸治 1 次，直至冻疮治好为止。

2. **艾条悬起灸**　每次施灸 15～20 分钟，每日灸治 1～2 次。

3. **鲜姜天灸**　取鲜姜适量，捣烂如泥膏状，敷于患处，用油纸包扎固定。每日施灸 1 次。

4. **大黄天灸**　取适量大黄研为细末，加冷开水调成糊膏状，敷于患处，然后用纱布覆盖，胶布固定。每日施行 1 次。

5. **姜椒蒸汽灸**　取生姜、辣椒各等分，水煎去渣后用药水熏蒸患处，待水变温后用其洗擦患处。每日施治 1 次。

6. **芒硝天灸**　取芒硝、黄柏适量，研成细末，以冰水调成糊膏状，敷于患处。每日施治 1 次。芒硝和黄柏的调和有一定的比例。一般来说，未破溃者芒硝和黄柏的比例为 2∶1，已破溃者其比例为 1∶2。

**【注意事项】**

1. 在治疗冻疮的同时要嘱患者注意加强身体锻炼，增强体质。

2. 对于冻疮不可抓挠患处，以防感染。

3. 衣着要保暖，松紧适度。对于手、耳、鼻等暴露部位更应采取措施予以保护。

4. 发现有冻伤应立即采取措施进行治疗，用灸法治疗冻伤越早则疗效越好。

## 八、疖肿

**【概述】**

疖是一种生于皮肤浅表的急性化脓性疾患，随处可生，小儿、青年人多见，多发于夏秋季节，突起根浅，肿势局限，焮红疼痛，范围多在 3cm 左右，易肿、易溃、易敛。初起可分为有头、无头两种，一般症状轻而易治，所以俗话说"疖无大小，出脓就好"。但亦有因治疗或护理不当形成"蝼蛄疖"，或反复发作、日久不愈的，多发性疖病则不易治愈。本病相当于西医学的单个毛囊及其皮脂腺或汗腺的急性化脓性炎症。

**【临床表现】**

局部皮肤红肿疼痛，可伴发热、恶寒、口干、便秘、小便黄等症状。

1. **有头疖**　患处皮肤上有一色红灼热之肿块，约 3cm 大小，疼痛，突起根浅，中央有一小脓头，脓出便愈。

2. **无头疖**　皮肤上有一红色肿块，范围 3cm 左右，无脓头，表面灼热，压之疼痛，2～3 天化脓后为一软的脓肿，溃后多迅速愈合。

3. **蝼蛄疖**　好发于儿童头部。临床上可见两种类型：一种为疮形肿势小，但根脚坚硬，溃脓后脓出而坚硬不退，疮口愈合后过一时期还会复发，常一处未愈他处又生；另一种疮大如梅李，相连三五枚，溃后脓出而疮口不敛，日久头皮窜空，如蝼蛄窜穴之状。

4. **疖病**　好发于项后、背部、臀部等处，几个到数十个，反复发作，缠绵数年不愈。亦可在身体各处散发，此处将愈，他处又起。尤好发于皮脂分泌旺盛、消渴病及体质虚弱之人。

【病因病机与辨证】

由于内郁湿火，外感风邪，两相搏结，蕴阻肌肤而成；或由于在夏秋季节感受暑湿热毒之邪而生；或因天气闷热，汗出不畅，暑湿热毒蕴蒸肌肤，引起痱子，复经搔抓，破伤染毒而发。

患疖肿后若处理不当，疮口过小，脓液引流不畅，致使脓液潴留；或由于搔抓碰伤，以致脓毒旁窜，在头皮较薄之处发生蔓延，窜空而成蝼蛄疖。

阴虚内热之消渴病患者或脾虚便溏患者病久后气阴双亏，容易感染邪毒，并可反复发作，迁延不愈，导致多发性疖病。

【施灸穴位】

主穴选阿是穴（疖肿之顶端）、瘈脉。恶寒发热加大椎、合谷（图3-6）。

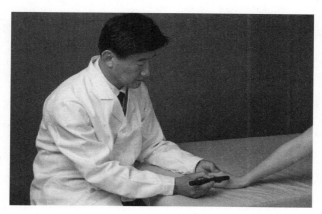

图3-6　灸合谷

【施灸方法】

1. **艾条悬起灸**　每次选取1～2个穴位，每穴每次灸治10～15分钟，每日2～3次。本法适合于治疗疖肿初起者。

2. **灯火灸**　每次选取2～3个穴位，每穴每次施灸3～5壮，治愈为止。

3. **蒜泥天灸**　将独头大蒜去皮捣烂敷于疖肿处，用纱布覆盖，胶布固定。每日换药1～2次，直至治愈为止。

4. **艾炷隔蒜灸**　用隔蒜灸法在患部阿是穴施灸，每次7～10壮，每日1～2次。

【注意事项】

1. 少食辛辣、油腻等刺激性食物，多食蔬菜、瓜果类食物。

2. 灸法治疗本病只对初起和中期患者有一定疗效；对于末期或高热烦躁神昏者，应及时送往医院接受外科治疗。

# 第二节　其他外科病证

## 痔疮

### 【概述】

痔疮是直肠末端黏膜下和肛管皮肤下的直肠静脉丛发生扩大、曲张所形成的柔软静脉团，或肛缘皮肤结缔组织增生或肛管皮下静脉曲张破裂形成的隆起物。男女老幼皆可为患，故有"十人九痔"之说，其中以青壮年占大多数。根据发病部位的不同，痔分为内痔、外痔及混合痔。

内痔生于肛门齿线以上，是直肠末端黏膜下的痔内静脉丛扩大、曲张形成的柔软静脉团。内痔是肛门直肠疾病中最常见的病种，与西医学病名相同，好发于截石位 3、7、11 点，其主要临床表现有便血、痔核脱出、肛门不适感。本节内容主要讨论内痔的灸疗。

### 【临床表现】

内痔多发于成年人，初发常以无痛性便血为主要症状，血液与大便不相混，多在排便时滴血或射血。肛门出血呈间歇性，每因饮酒、过劳、便秘或腹泻而使便血复发和加重，出血严重时可引起贫血。肛门检查时见齿线上黏膜呈半球状隆起，色鲜红、暗红或灰白。随着痔核不断增大，在排便或咳嗽时可脱出肛外，若不及时回纳可形成内痔嵌顿，并有分泌物溢出，肛门坠胀。

根据病情轻重程度不同，可分为三期：

Ⅰ期：痔核较小，如黄豆或蚕豆大，色鲜红，质柔软，不脱出肛外，大便带血或滴血。

Ⅱ期：痔核较大，形似红枣，色暗红，大便时脱出肛外，便后能自行还纳，大便滴血较多或射血一线如箭。

Ⅲ期：痔核更大，如鸡蛋或更大，色灰白，大便或行走时可脱出肛外，不能自行还纳；一般不出血，一旦出血则呈喷射状；痔核脱出后如不尽快还纳，则易嵌顿而绞窄，发生肿胀、糜烂甚至坏死。

【病因病机与辨证】

多因脏腑本虚，静脉壁薄弱，兼因久坐、负重远行，或长期便秘，或泻利日久，或临厕久蹲努责，或饮食不节，过食辛辣肥甘之品，导致脏腑功能失调，风燥湿热下迫，气血瘀滞不行，阻于魄门，结而不散，筋脉横解而生痔。或因气血亏虚，摄纳无力，气虚下陷，则痔核脱出。

【施灸穴位】

湿热瘀滞型主穴选次髎、长强、承山、二白（图3-7），气虚下陷型主穴选百会、神阙、关元。肛门肿痛加秩边，出血加血海，便秘加上巨虚。

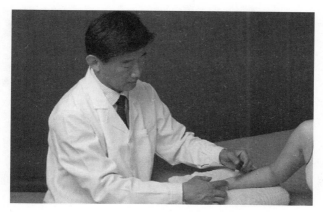

图 3-7  灸二白

【施灸方法】

1. **艾条温和灸**  每次每穴灸 10～20 分钟，每日灸治 1 次，7 次为 1 个疗程。

2. **艾炷隔姜灸**  选黄豆大的艾炷，每次每穴灸 7～9 壮。每日 1 次，7 次为 1 个疗程。

3. **隔盐灸**  选用枣核大的艾炷，每日灸 1～2 次。此法适用于气虚下陷型痔疮。

4. **中药熏灸**  取黄柏、柴胡、枸杞根适量，用中火煎煮 30～45 分钟，用煎汤熏灸患处 20～30 分钟，待汤温后用药汤洗患处。每日 1 次，5 次为 1 个疗程。此法治疗外痔效果明显。

【注意事项】

1. 嘱患者养成良好的饮食习惯，少食辛辣等刺激性食物，多食蔬菜、水果，保持大便通畅，可减少痔疮的发生。

2. 坚持提肛锻炼，促进局部血液循环，是协助治疗痔疮的一个重要方面。

# 第四章　妇科病证

## 第一节　月经病

### 一、痛经

**【概述】**

凡在经期或经行前后出现周期性小腹疼痛，或痛引腰骶，甚至剧痛晕厥者，称为"痛经"，亦称"经行腹痛"。

西医学把痛经分为原发性痛经和继发性痛经，前者又称功能性痛经，系指生殖器官无明显器质性病变者，后者多继发于生殖器官某些器质性病变，如盆腔子宫内膜异位症、子宫腺肌病、慢性盆腔炎等。本节讨论的痛经包括西医学的原发性痛经和继发性痛经。功能性痛经容易痊愈，器质性病变导致的痛经病程较长，缠绵难愈。

**【临床表现】**

腹痛多发生在经潮前 1～2 天，行经第 1 天达高峰，可呈阵发性痉挛性胀痛伴下坠感，严重者可放射到腰骶部、肛门、阴道、股内侧，甚至可见面色苍白、出冷汗、手足发凉等晕厥之象。但无论疼痛程度如何，一般不伴有腹肌紧张或反跳痛，也有少数于经血将净或经净后 1～2 天始觉腹痛或腰腹痛者。

**【病因病机与辨证】**

1. **寒凝胞脉**　经期或产后感受寒邪，或过食寒凉生冷，寒客冲任，与血搏结，以致气血凝滞不畅，经前、经时气血下注冲任，胞脉气血更加壅滞，"不通则痛"，故使痛经。

2. **肝郁气滞**　素性抑郁，或忿怒伤肝，肝郁气滞导致气滞血瘀，或经期、产后余血内留，蓄而成瘀，瘀滞冲任，血行不畅，经前、经时气血下注冲任，胞脉气血更加壅滞，"不通则痛"，故使痛经。

3. **肝肾亏损**　先天肾气不足，或房劳多产，或久病虚损，伤及肾气。肾虚则精亏血少，冲任不足，经行血泄，胞脉愈虚，失于濡养，"不荣则痛"，故使痛经。

【施灸穴位】

1. **寒凝痛经**

主穴：中极、关元、地机（图 4-1）。

加减：剧痛加天枢、归来。

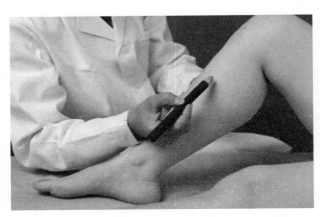

图 4-1　灸地机

2. **肝郁痛经**

主穴：气海、太冲、三阴交。

加减：腹胀满加天枢、手三里，胁痛加阳陵泉，胸闷加内关。

3. **肝肾亏虚痛经**

主穴：肝俞、肾俞、关元、足三里、涌泉。

加减：头晕加太溪。

【施灸方法】

1. **艾条灸**　每次每穴灸 10 ～ 15 分钟，每日 1 次，3 次为 1 个疗程。

2. **太乙针**　每次每穴反复熨灸 3 ～ 5 次，每日 1 次，3 次为 1 个疗程。本法适用于寒湿痛经。

3. **隔姜灸**　用枣核大小的艾炷施灸，每次每穴灸 5 ～ 7 壮。每日 1 次，5 次为 1 个疗程。本法适用于寒湿痛经。

4. **隔附子饼灸**　选用枣核大小的艾炷隔附子饼施灸，每次每穴灸 5 ～ 7 壮，每日 1 次，5 次为 1 个疗程。本法适用于寒湿及肝肾亏虚型痛经。

5. **温灸器灸**　患者仰卧或俯卧，将温灸器放于小腹部或腰骶部，将艾绒平铺于铁丝网上或将艾炷裁成 4 ～ 5cm 的小段点燃施灸，每次灸 20 分钟，每日 1 ～ 2 次，5 次为 1 个疗程。此法适用于各种痛经。

【注意事项】

1. 注意经期卫生，解除思想顾虑，保持心情舒畅。

2. 注意饮食调养，忌食生冷，月经期间注意保暖，防止受凉。

3. 艾灸治疗痛经要抓住时机，一般在月经来潮前 1 ～ 2 日施灸效果最佳。

## 二、闭经

【概述】

女子年逾 18 周岁月经尚未来潮，或月经来潮后又中断 6 个月以上者，称为"闭经"，前者称原发性闭经，后者称继发性闭经，古称"女子不月""月事不来""经水不通""经闭"等。妊娠期、哺乳期或更年期的月经停闭属生理现象，不作闭经论，有的少女初潮 2 年内偶尔出现月经停闭现象，可不予治疗。

【病因病机与辨证】

1. **血枯经闭**

（1）肾虚：先天不足，少女肾气未充，精气未盛，或房劳多产，久病伤肾，以致肾精亏损，冲任气血不足，血海不能满溢，遂致月经停闭。

（2）脾虚：饮食不节，思虑或劳累过度损伤脾气，气血化生之源不足，冲任气血不充，血海不能满溢，遂致月经停闭。

（3）血虚：素体血虚，或数伤于血，或大病久病，营血耗损，冲任血少，血海不能满溢，遂致月经停闭。

2. **血滞经闭**

（1）气滞血瘀：七情内伤，或素性抑郁，或忿怒过度，气滞血瘀，瘀阻冲任，气血运行受阻，血海不能满溢，遂致月经停闭。

（2）寒凝血瘀：经产之时血室正开，如过食生冷，或涉水感寒，寒邪乘虚客于冲任，血为寒凝成瘀，滞于冲任，气血运行阻隔，血海不能满溢，逐致月经停闭。

（3）痰湿阻滞：素体肥胖，痰湿内盛，或脾失健运，痰湿内生，痰湿、脂膜壅塞冲任，气血运行受阻，血海不能满溢，逐致月经停闭。

【施灸穴位】

主穴选关元、足三里、三阴交（图4-2）、中极。血枯经闭加肝俞、膈俞、肾俞，血滞经闭加血海、太冲。

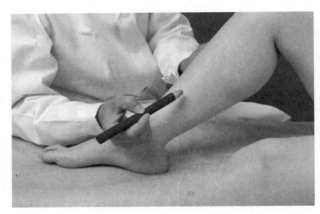

图4-2　灸三阴交

【施灸方法】

1. **艾条温和灸**　每次每穴灸5～10分钟，每日1次，10次为1个疗程。

2. **隔姜灸**　取枣核大小的艾炷施灸，每次每穴灸3～5壮，每日1次，7次为1个疗程。

3. **太乙针**　每次每穴反复熨灸3～5次，每日1次，7次为1个疗程。

4. **隔附子饼灸**　取枣核大小的艾炷隔附子饼施灸，每次每人灸3～5壮，每5次为1个疗程。本法适用于血滞经闭伴小腹冷痛者。

【注意事项】

1. 经闭应注意和早期妊娠相鉴别。

2. 血枯经闭患者要持之以恒，至少灸治1个疗程以上。

# 第二节　妊娠病

## 一、胎位不正

### 【概述】

胎儿在子宫内的位置叫胎位。正常的胎位应为胎体纵轴与母体纵轴平行，胎头在骨盆入口处，并俯屈，颏部贴近胸壁，脊柱略前弯，四肢屈曲交叉于胸腹前，整个胎体呈椭圆形，称为枕前位。除此外，其余的胎位均为异常胎位。在妊娠中期胎位可异常，以后多会自动转为枕前位。如在妊娠后期仍为异常胎位，则称为胎位异常，亦叫"胎位不正"。常见的胎位不正有胎儿臀部在骨盆入口处的臀位，胎体纵轴与母体纵轴垂直的横位或斜位等。引起胎位不正的原因有子宫发育不良、子宫畸形、骨盆狭小、盆腔肿瘤、胎儿畸形、羊水过多等因素。异常胎位在分娩时可引起难产，多需手术助产。如处理不当，甚至会危及母亲及胎儿生命。

### 【施灸穴位】

至阴（图4-3）。

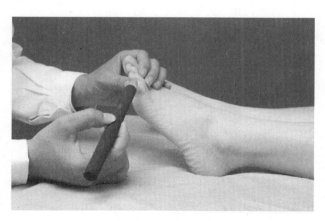

图4-3　灸至阴

### 【施灸方法】

用艾条温和灸。孕妇取仰卧位或坐位，点燃两根艾条，同时灸双侧至阴穴20分钟，每日灸1～2次，1周后复查。

## 【注意事项】

1. 艾灸只对一部分胎位不正有效，且不可在家一直艾灸至分娩，所以艾灸1周后一定要到医院复查。

2. 灸法如配合膝胸卧位和中药转胎，则效果更好。

## 二、妊娠恶阻

### 【概述】

妊娠早期出现严重的恶心呕吐、头晕厌食，甚则食入即吐者，称为"妊娠恶阻"，又称"妊娠呕吐""子病""病儿""阻病"等。

本病相当于西医学的妊娠剧吐。恶阻是妊娠早期常见的病证之一，如果治疗及时，护理得法，多数患者可迅速康复，预后大多良好。

### 【临床表现】

孕妇恶心呕吐频繁，头晕、厌食，甚则恶闻食气，食入即吐，不食亦吐；严重者可出现全身乏力，精神萎靡，消瘦；更甚者可见血压下降，体温升高，嗜睡或昏迷。

### 【病因病机与辨证】

1. **胃虚**　孕后经血停闭，血聚冲任养胎，冲脉气盛。冲脉隶于阳明，若胃气素虚，胃失和降，冲气夹胃气上逆，可致恶心呕吐。

2. **肝热**　平素性躁多怒，肝郁化热，孕后血聚养胎，肝血更虚，肝火愈旺，且冲脉气盛，冲脉附于肝，肝脉夹胃贯膈，冲气夹肝火上逆犯胃，胃失和降，遂致恶心呕吐。

3. **脾虚**　脾阳素虚，痰饮内停，孕后经血壅闭，冲脉气盛，冲气夹痰饮上逆，以致恶心呕吐。

### 【施灸穴位】

主穴选中脘、内关（图4-4）、公孙、足三里。胃虚加胃俞、脾俞、三焦俞，肝热加期门、行间，脾虚加大都、脾俞。

### 【施灸方法】

1. **艾条温和灸**　每穴灸5～10分钟，每日1～2次，灸至呕吐停止。

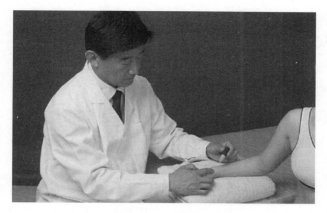

图 4-4　灸内关

**2. 隔姜灸**　取枣核大小的艾炷施灸，每次每穴灸 5 ～ 7 壮，每日 1 次，灸至呕吐停止。

【注意事项】

1. 适当休息，解除顾虑，保持心情舒畅。

2. 饮食应少量多餐，选用高蛋白、高维生素、易消化的食物，切忌恣食生冷油腻之品。

3. 对妊娠剧烈呕吐而有脱水现象者，应及时送往医院输液治疗。

4. 隔物灸法治疗妊娠呕吐效果好，又无副作用，是妊娠恶阻的首选治疗方法。


# 第三节　产后病


## 一、恶露不尽

【概述】

产后恶露持续 3 周以上仍淋漓不尽者，称为"恶露不绝"，又称"恶露不尽""恶露不止"。本病相当于西医学的产后晚期出血。西医学将产后子宫恢复到孕前状态称为子宫复旧，一般需 35 ～ 40 天时间，而血性恶露一般持续 3 ～ 4 天；若血性恶露延长至 1 周以上，为产后子宫复旧不全最突出的症状。

【临床表现】

产后血性恶露日久不尽，量或多或少，色淡红、暗红或紫红，或有恶臭味，可伴神疲懒言、气短乏力、小腹空坠感，或伴小腹疼痛拒按。出血多时可合并贫血，严重者可致昏厥。

【病因病机与辨证】

1. **气虚**　素体虚弱，产时气随血耗，其气益虚；或产后操劳过早，损伤脾气，中气虚陷，冲任失固，血失统摄，以致恶露日久不止。

2. **血热**　产妇素体阴虚，因产亡血伤津，营阴更亏，阴虚则生内热；或产后过食辛辣温燥之品；或肝气郁滞，久而化热，热伤冲任，迫血妄行而致恶露不绝。

3. **血瘀**　产后胞宫、胞脉空虚，寒邪乘虚而入，血为寒凝，结而成瘀；或七情内伤，气滞而血瘀，瘀阻冲任，新血难安，以致恶露淋漓不绝。

【施灸穴位】

主穴选关元、三阴交、中极、血海（图 4-5）。气虚者加足三里，血热者加涌泉，血瘀者加地机。

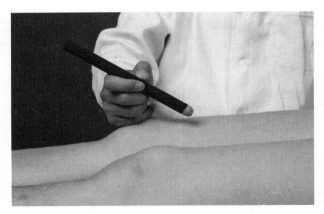

图 4-5　灸血海

【施灸方法】

1. **艾条温和灸**　每次每穴灸 10 ～ 15 分钟，每日 1 次，5 次为 1 个疗程。

2. **隔姜灸**　取枣核大小的艾炷隔姜施灸，每次每穴灸 5 ～ 7 壮，每日 1 次，5 次为 1 个疗程。

**3. 隔附子饼灸**　取枣核大小的艾炷隔附子饼施灸，每次每穴灸 5 ～ 7 壮，每日 1 次，5 次为 1 个疗程。此法适用于痰阻患者。

**4. 温灸器灸**　把温灸盒放于小腹部或腰部施灸，每次每处灸 30 分钟，每日 1 次，腹部和腰部交替施灸，5 次为 1 个疗程。

【注意事项】

1. 产后应注意精神调摄，不可暴怒忧思，心情要舒畅，心态要平和。

2. 产后忌食生冷，避免过度劳累或房事等。

## 二、产后腹痛

【概述】

产妇分娩后小腹疼痛者，称为"产后腹痛"，又称"儿枕痛"。本病相当于西医学的产后宫缩痛及产褥感染引起的腹痛。

【临床表现】

产妇新产后至产褥期内出现小腹部阵发性剧烈疼痛，或小腹隐隐作痛，多日不解。不伴寒热，常伴有恶露量少、色紫暗有块，排出不畅；或恶露量少，色淡红。

【病因病机与辨证】

1. **血虚**　素体虚弱，气血不足，因产重虚，复因产后失血过多，冲任血虚，胞脉失养；又气随血耗，气虚运血无力，血行迟滞而致腹痛。

2. **寒凝**　产后脏腑虚弱，血室正开，起居不慎，当风感寒，风寒乘虚而入，血为寒凝，不通则痛，故使腹痛。

3. **血瘀**　情志不遂，肝气郁结，血随气结而为瘀，瘀阻冲任，胞脉失畅，不通则痛，故使腹痛。

【施灸穴位】

主穴选关元、气海、归来、三阴交、足三里（图 4-6）。血虚腹痛加膈俞、脾俞，寒凝腹痛加肾俞、命门、神阙，血瘀腰痛加血海、太冲。

【施灸方法】

1. **艾条温和灸**　每次每穴灸 5 ～ 10 分钟，每日灸 1 ～ 2 次，5 次为 1 个疗程。

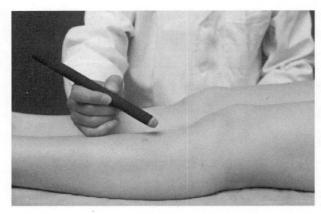

图 4-6　灸足三里

**2. 隔姜灸**　取枣核大小的艾炷隔姜施灸，每次每穴灸 5 ～ 7 壮，每日 1 次，5 次为 1 个疗程。

**3. 温灸器灸**　患者仰卧位或俯卧位，将温灸盒放于小腹部或腰骶部，将艾绒平铺于铁丝网上或将艾绒裁成小段点燃施灸，每次灸 30 分钟，每日 1 ～ 2 次，5 次为 1 个疗程。

**4. 隔盐灸**　取枣核大小的艾炷隔盐施灸，每次灸 5 ～ 7 壮，每日施灸 1 ～ 2 次，5 次为 1 个疗程。

【注意事项】

1. 产妇应注意调理，注意保暖，防止感受风寒；忌食生冷不易消化的食物；保持心情舒畅，避免忧思抱怨。

2. 艾灸治疗产后腹痛效果较好，效果不佳的患者应及时到医院检查治疗。

## 三、产后血晕

【概述】

产妇分娩后突然头晕眼花，不能起坐，或心胸满闷、恶心呕吐，或痰涌气急，甚则神昏口噤、不省人事，称为产后血晕，又称"产后血运"。

本病相当于西医学的产后出血引起的虚脱、休克，妊娠合并心脏病产后心衰，或羊水栓塞等，是产后危急重症之一。若救治不及时，往往危及产妇生命，或因气血虚衰而变生他疾。

【病因病机与辨证】

1. **血虚气脱**　新产元气虚惫，或因分娩伤损胞宫，血失过多，营阴下夺，气随血脱，心神失养，致令血晕。

2. **血瘀气逆**　产后胞脉空虚，寒邪乘虚内侵，血为寒凝，瘀滞不行，恶露涩少，血瘀气逆，扰乱心神而致晕厥。

【施灸穴位】

主穴选百会、关元、气海、三阴交。血虚气脱加足三里、中脘，寒凝血瘀加三阴交、支沟，血瘀气逆加合谷、太冲。

【施灸方法】

1. **太乙针**　每穴每次熨灸 5 ～ 7 次，每日施灸 1 ～ 2 次，5 次为 1 个疗程。

2. **隔姜灸**　取枣核大小的艾炷施灸，每穴每次灸 7 ～ 9 壮，每日 1 次，3 次为 1 个疗程。

3. **隔附子饼灸**　取枣核大小的艾炷隔附子饼施灸，每穴每次灸 7 ～ 9 壮，每日 1 次，3 次为 1 个疗程。

【注意事项】

1. 轻微的产后血晕可施灸治疗，效果较好。

2. 因产后大出血而导致的血晕应急送医院抢救治疗。

## 四、缺乳

【概述】

哺乳期间产妇乳汁甚少或无乳可下者，称为"缺乳"，亦称"乳汁不行"或"乳汁不足"。

【临床表现】

产妇在哺乳期中乳汁甚少，不足以喂养婴儿，或全无乳汁。亦有原本泌乳正常，过度情志刺激后突然缺乳者。

【病因病机与辨证】

1. **气血虚弱**　素体气血虚弱，复因产时失血耗气，气血亏虚；或脾胃虚弱，气血生化不足，以致气血虚弱无以化乳，则产后乳汁甚少或全无。

2. **肝郁气滞**　素性抑郁，或产后七情所伤，肝失条达，气机不畅，气血失调，以致经脉涩滞，阻碍乳汁运行，因而缺乳。

【施灸穴位】

主穴选少泽（图 4-7）、膻中、乳根。气血虚弱加足三里、复溜，肝郁气滞加太冲、内关。

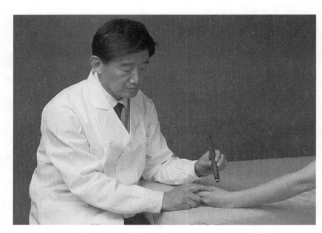

图 4-7　灸少泽

【施灸方法】

1. **艾条温和灸**　每次每穴灸 10 ～ 15 分钟，每日 1 次，5 次为 1 个疗程。

2. **隔姜灸**　取枣核大小的艾炷隔姜施灸，每穴每次灸 7 ～ 9 壮，每日 1 次，5 次为 1 个疗程。

3. **隔葱白灸**　取葱白适量捣烂如泥，敷于穴位上，取枣核大小的艾炷置其上，点燃施灸。每穴每次灸 5 ～ 7 壮，每日 1 次，5 次为 1 个疗程。

【注意事项】

1. 艾灸对气血虚弱的乳少效果好，气滞血瘀的乳少如配合针灸治疗效果较好。

2. 产妇应保持心情舒畅，加强营养，如可多食猪蹄、鲫鱼汤等食品。

3. 哺乳方法应正确，如不正确应及时纠正。治疗的同时应让婴儿多吸吮乳头，以刺激乳汁分泌。

# 第四节　其他病证

## 一、阴挺

### 【概述】

阴挺是指子宫从正常位置向下移位，甚至完全脱出于阴道口外。西医学称之为"子宫脱垂"，中医学又称之为"阴脱""阴癀""阴菌""子宫脱出"等。本病常发生于劳动妇女，以产后损伤为多见，常合并阴道前壁和后壁膨出。

### 【临床表现】

自觉小腹下坠隐痛，阴道口有物脱出，持重、站立则脱出加重，卧床休息则可缩复还纳。亦可见带下淋沥、外阴湿秽不适、小便频数或失禁。

### 【病因病机与辨证】

1. **脾虚**　素体虚弱，中气不足，分娩时用力太过，或产后操劳持重，或久嗽不愈，或年老久病，便秘努责，损伤中气。中气下陷，固摄无权，系胞无力，以致子宫下垂。

2. **肾虚**　先天不足，或房劳多产，或年老体弱，肾气亏虚，冲任不固，系胞无力，以致子宫下垂。

### 【施灸穴位】

主穴选关元、气海、百会、子宫。脾虚加足三里、三阴交，肾虚加涌泉（图4-8）、肾俞。

### 【施灸方法】

1. **艾条温和灸**　每次每穴灸10～15分钟，每日1次，10次为1个疗程。

2. **隔姜灸**　取枣核大小的艾炷隔姜施灸，每次每穴灸5～7壮，每日1次，7次为1个疗程。

3. **温灸器灸**　将温灸盒放置

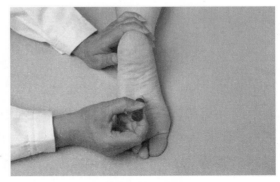

图4-8　灸涌泉

于小腹部，覆盖关元、气海等穴；或放置于腰部，覆盖肾俞、命门等穴。每次施灸 30 分钟，每日 1 次，腹部、腰部交替施灸，10 次为 1 个疗程。

【注意事项】

1. 产妇应注意休息调养，避免过早从事体力劳动。

2. 在治疗期间患者应配合进行提肛肌锻炼，每日早晚各 1 次，每次 10 分钟，以利于本病的恢复。

## 二、不孕症

【概述】

女子婚后夫妇同居 2 年以上，配偶生殖功能正常，未避孕而未受孕者；或曾孕育过，未避孕又 2 年以上未再受孕者，称为"不孕症"。前者称为"原发性不孕症"，后者称为"继发性不孕症"。古称前者为"全不产"，后者为"断绪"。

西医学认为女性原因引起的不孕症主要与排卵功能障碍、盆腔炎症、盆腔肿瘤和生殖器官畸形等疾病有关。中医学对女性先天生理缺陷和畸形的不孕总结为五种不宜——"五不女"，即螺（又作骡）、纹、鼓、角、脉五种，其中除"脉"之外，均非药物治疗所能奏效的，故不属本节论述范畴。

【临床表现】

1. 女子婚后夫妇同居 2 年以上，配偶生殖功能正常，未避孕而未受孕者。

2. 女子曾孕育过，未避孕又 2 年以上未再受孕者。

【病因病机与辨证】

1. **肾虚**　先天禀赋不足，或房事不节，损伤肾气，冲任虚衰，胞脉失于温煦，不能摄精成孕；或伤肾中真阳，命门火衰，不能化气行水，或房事不节，耗伤精血导致不孕。

2. **血虚**　气血不足致冲任血少，不能凝精成孕。甚则阴血不足，阴虚内热，热伏冲任，热扰血海，以致不能凝精成孕。

3. **寒客胞宫**　寒湿滞于冲任，湿壅胞脉，导致不能摄精成孕；或经期摄生不慎，涉水感寒，寒邪伤肾，损及冲任，寒客胞中，导致不能摄精成孕。

4. **血瘀**　经期、产后余血未净之际涉水感寒，或不禁房事，邪与血结，瘀阻胞脉，以致不能摄精成孕。

【施灸穴位】

主穴选关元、气海、三阴交、命门（图4-9）。肾虚不孕加肾俞，血虚不孕加足三里，寒客胞宫加三阴交，痰瘀互阻加丰隆、行间。

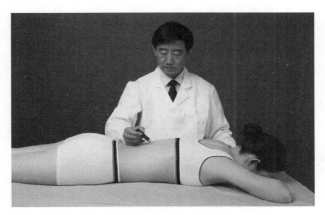

图 4-9　灸命门

【施灸方法】

1. **艾条温和灸**　每次每穴灸5～10分钟，每日1次，10次为1个疗程。

2. **隔姜灸**　取枣核大小的艾炷隔姜施灸，每次每穴灸5～7壮，每日1次，10次为1个疗程。

3. **隔盐灸**　取枣核大小的艾炷隔盐施灸，每日1次，每次灸5～7壮，10次为1个疗程。

【注意事项】

1. 男女双方的原因皆可引起不孕，故治疗前必须排除男方的原因。

2. 排卵前2～3日或排卵后数小时内进行性生活才能受孕，因此性生活要把握时机。

3. 嘱患者在积极治疗的同时应保持心情舒畅乐观，消除顾虑。

# 第五章　伤科病证

## 第一节　脊椎病

### 一、颈椎病

【概述】

颈椎病又称颈椎综合征，是由于损伤或颈椎及其椎间盘、椎周筋肉退变引起的脊柱平衡失调，挤压颈部血管、交感神经、脊神经根和脊髓等，产生颈、肩、背、上肢、头、胸部疼痛及其他症状，甚至合并肢体功能丧失等。颈椎病是一种中年以上年龄多发的慢性疾病。

【临床表现】

颈项部持续疼痛，常向一侧或双侧上肢放射，颈部后伸、咳嗽可使病痛加剧；颈项强硬，活动受限；或有上肢屈伸不利、手指麻木等症。

【施灸穴位】

主穴选颈夹脊穴（图5-1）、大椎、风池、肩井、阿是穴。神经根型颈椎病伴上肢麻木时加肩髃、曲池，手指麻木时加八邪、合谷。

【施灸方法】

1. 温灸器灸　采用温筒灸，点燃艾绒在颈项部来回熨烫，以施灸部位发红为度。每日1次，每次约30分钟，7次为1个疗程。

2. 艾条温和灸　每次每穴灸5分钟，每日1次，10次为1个疗程。

3. 雷火针　每次每穴反复熨灸5次，每日或隔日1次，7次为1个疗程。

4. 艾炷隔姜灸　取黄豆大小的艾炷隔姜灸，每次每穴施灸5壮，每日1次，7次为1个疗程。

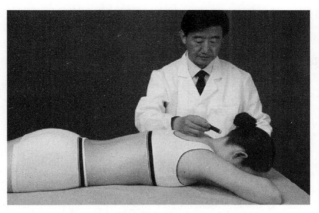

图 5-1　灸颈夹脊

**5. 艾炷药物灸**　取当归、川芎、红花、肉桂、丁香、川乌、葛根、全蝎、白芍各 30g，烘干后研末装瓶备用。施灸时取适量药末，加黄酒或食醋调成膏状，然后做成厚约 3mm、直径约 10mm 的药饼，并用针在其上穿数孔，置于穴位上，再放上艾炷施灸。每次每穴施灸 5 壮，每日 1 次，7 次为 1 个疗程。

【注意事项】

1. 长期伏案工作者应注意颈部的保健，多做颈部活动，以预防颈椎病的发生。

2. 颈椎病急性期应平卧休息，工作时可用高围领限制颈部活动。

3. 灸法对轻度颈椎病效果较好，病情较重时需要配合牵引、推拿、针刺治疗。对中央型颈椎病且逐渐加重者，应及早手术治疗。

## 二、腰痛

【概述】

腰痛又称"腰脊痛"，疼痛部位可在脊柱正中，也可在一侧或两侧。引起腰痛的病因很多，灸法治疗效果较好的主要是由寒湿、劳损外伤、肾虚引起的腰痛。

【临床表现】

**1. 寒湿腰痛**　腰部重痛、酸麻，或拘急不可俯仰，时轻时重，腰部发凉，每遇寒冷阴雨天气则疼痛加重。

2. **劳损腰痛**　多有闪挫病史，腰部强直酸痛，其痛固定不移，转侧俯仰不利，每遇劳累或弯腰负重时易发作。

3. **肾虚腰痛**　腰部隐隐作痛，酸软无力，伴疲乏、耳鸣耳聋、阳痿或虚烦等症。

【施灸穴位】

主穴选肾俞、委中（图 5-2）、腰阳关、大肠俞。寒湿腰痛加阳陵泉，劳损腰痛加三阴交，肾虚腰痛加命门。

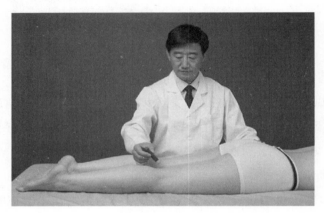

图 5-2　灸委中

【施灸方法】

1. **艾条温和灸**　每穴每次灸 10 ～ 15 分钟，每日 1 次，7 次为 1 个疗程。

2. **隔姜灸**　取枣核大小的艾炷隔姜施灸，每次每穴灸 5 ～ 7 壮，7 次为 1 个疗程。

3. **温灸器灸**　将温灸盒放置于腰部疼痛部位，将艾条截成 4 ～ 5cm 的小段放在铁丝网上，或将艾绒平铺于铁丝网上，点燃施灸。每日 1 ～ 2 次，7 次为 1 个疗程。本法热力强，施灸面积大，特别适用于腰痛患者。

4. **太乙针**　每次每穴反复灸 5 ～ 7 次，每日或隔日 1 次，7 次为 1 个疗程。

5. **雷火针**　每次每穴反复灸 3 ～ 5 次，每日或隔日 1 次，7 次为 1 个疗程。

# 第二节　其他病证

## 一、落枕

【概述】

落枕又称"颈部伤筋"，是一种以急性单纯性颈项强痛、活动受限为特征的一种病证。多因睡觉姿势不当，枕头高低不适，使颈部肌肉过度疲劳或过分牵拉而发生痉挛所致，也可因感受寒邪使局部经脉气血阻滞而致。

【临床表现】

多表现为早晨起床后感到一侧颈项强直，不能俯仰转侧，患部酸楚疼痛，并可向同侧肩背及上臂扩散。局部肌肉痉挛，有明显的压痛点。

【施灸穴位】

主穴选阿是穴、大椎、悬钟、肩井（图5-3）、落枕穴。背痛加大杼、肩外俞；肩痛加肩髃、曲垣。

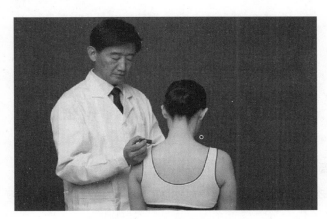

图 5-3　灸肩井

【施灸方法】

1. 艾条温和灸　每次每穴灸 10 ～ 15 分钟，每日 1 次，3 次为 1 个疗程。

2. 艾炷隔姜灸　用枣核大小的艾炷隔姜施灸，每次每穴施灸 5 ～ 7 壮，每日 1 次，3 次为 1 个疗程。

## 二、漏肩风

【概述】

漏肩风是以肩关节酸重疼痛、运动受限为主症的病证，相当于西医学的肩关节周围炎，是肩关节及其周围软组织的一种退行性、无菌性的炎症性改变。本病发病缓慢，多数无外伤史，少数仅有轻微外伤，可有受风着凉史。

【临床表现】

肩部酸痛，多见于单侧，亦可见双侧疼痛，可向颈部和上肢放射，日轻夜重。患侧手臂可出现胀麻感，手臂上举、外旋、后伸等动作均不同程度受限。病程长者可出现肌肉萎缩。

【施灸穴位】

肩髃、肩贞、臂臑、外关、阿是穴、肩髎（图5-4）。

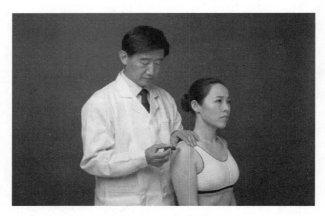

图 5-4　灸肩髎

【施灸方法】

1. **艾条温和灸**　每次每穴灸 10 ～ 15 分钟，每日 1 次，7 次为 1 个疗程。

2. **太乙针**　每次每穴反复灸 5 ～ 7 次，每日或隔日 1 次，7 次为 1 个疗程。

3. **隔姜灸**　用枣核大小的艾炷隔姜施灸，每次每穴施灸 7 ～ 9 壮，每日或隔日 1 次，7 次为 1 个疗程。

4. **透骨草灸**　取适量透骨草，捣烂成泥状，敷于患处，外盖油纸，用胶布固定，每次 2 小时，每 2 次为 1 个疗程。皮肤起疱者用针刺破放出液体，待皮肤恢复正常再施灸第二次。

**5. 小茴香灸**　取小茴香 150g、大茴香 150g、五倍子 50g、醋糟 600g，入锅炒热，装入布袋中，敷于患侧肩部。凉了再热，反复 5 次。施灸的过程中尽量活动肩部。每日 1 次，7 次为 1 个疗程。

# 下 篇

## 傅氏秘灸

# 第六章　傅氏秘灸概述

## 第一节　傅氏秘灸发展源流

"傅氏秘灸"为中医经络灸疗技术，为纯正的中医灸法，乃傅氏家族医术精髓。自南宋嘉定年间开始，至今已有700多年的家族传承史。被清朝康熙皇帝尊称为"先生"的清廷皇室御医——傅去非，将"傅氏秘灸"继续发扬光大，尤其擅长治疗各类久治不愈的慢性疑难杂症。同时，"傅氏秘灸"的养生灸疗在调理各类亚健康症状过程中，常常会收到让人意想不到的神奇效果。

### 一、起源

傅氏家族于北宋政和七年（公元1117年），由傅氏始太祖傅世杰携全家徙居杨塘坞，到南宋嘉定元年（公元1208年）曾孙傅扬成从杨塘坞徙居本里东山，为傅氏始祖（图6-1）。

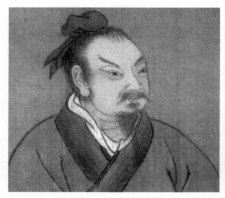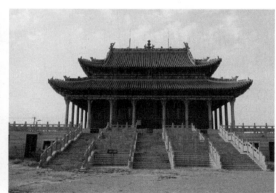

图 6-1　傅氏始祖

自始太祖至今，弹指九百春。据傅氏十九修谱记载，傅氏家族自明嘉靖三十年（公元 1551 年）开始，由傅公玉银（佰五太公）主持整家风，严族规，以"勤耕种、劳读书、训做人、忠为国"为族训，氏族渐兴盛。清康熙十八年（公元 1679 年）至咸丰九年（公元 1859 年）的 180 年里，傅氏家族最为鼎盛，涌现了为国捐躯的怀远将军傅本祝（字宏基），以及医术精湛而被皇上称为"先生"的傅为格（字去非），妙手回春、号称"金一剂"的傅为学（字敬如）等杰出医家。傅氏大宗祠内至今陈列着当年皇上恩赐的黄马褂、玉带、三祀、五祀等荣耀之品……（摘自《傅氏族谱》）

"傅氏秘灸"技术持有人傅宾平是傅氏第二十三代传人，毕业于西安医科大学临床医学专业，是浙江名老中医吴灿谟先生（人称白头神仙）嫡系传人。吴灿谟先生在中医药方面具有很深的造诣，在傅宾平研究和探索中医药的道路上产生了很大的影响。

自 2002 年开始，傅宾平先后在陕西省中医研究院针灸研究所、陕西省中医医院跟随名老中医研修针灸，专研各类慢性疑难杂症的治疗和调理。在充分继承名老中医经验的基础上，傅宾平将"傅氏秘灸"特色中医灸疗与罐疗、耳穴疗法有机结合，在中医养生和经络调理方面形成了一套较为完善、效果显著的亚健康调理体系。"傅氏秘灸"有别于一般灸法的显著特点是系统的取穴理论以及在灸疗过程中使用的三个中药配方。在傅宾平的努力下，"傅氏秘灸"已经形成了一整套完整的理论体系，并凭借实实在在的效果，逐渐广为人知，广为人用。

## 二、发展状况

"傅氏秘灸"作为一种独具特色的灸疗技术，可以实现调理脏腑气血功能，给人以健康，不仅不吃药、不打针，并且不伤皮肤，无任何痛苦，是一种老少皆宜的调理方式，广大群众普遍乐于接受。

"傅氏秘灸"的相关三个祖传秘制配方由于技术独一无二，疗效明确，在中医养生项目中具有独特的优势。2012 年 9 月，"傅氏秘灸"颈腰椎中医经络调理技术以及肠胃、头痛失眠、妇科月经不调中医调理技术入选中华中医药学会百项亚健康调理技术。2013 年 8 月，嘉善傅宾平养生有限公司被批准为中国民族医药学会继续教育分会继续教育培训基地。

"傅氏秘灸"在调理各类严重的亚健康状态及慢性疑难杂症方面效果显著，

如骨关节方面有颈椎病、腰椎间盘突出、风湿性关节炎；消化系统方面有慢性肠炎、慢性胃炎、胃肠功能紊乱、长期便秘；妇科方面有月经不调、子宫肌瘤、慢性盆腔炎、宫颈炎；以及前列腺炎、严重失眠等。

作为一种传统的中医灸疗技术，"傅氏秘灸"承载了传承已久的中医文化精髓；作为一种亚健康经络调理手段，"傅氏秘灸"给予亚健康人群一种行之有效的解决方案；作为一项"国家特色中医非物质文化遗产"，"傅氏秘灸"在迎合当前医疗政策的同时在健康产业中彰显出旺盛的生命力。随着"傅氏秘灸"的推广和应用，将为中医养生发展注入新的活力，丰富中医养生和医疗的手段，是维护人类健康的福音。

### 三、发展前景

2012年9月，"傅氏秘灸"颈腰椎中医经络亚健康调理技术以及肠胃功能紊乱、头痛失眠、月经不调亚健康调理技术入选中华中医药学会"百项亚健康中医调理技术"（图6-2）。中国健康促进会成立了"傅氏秘灸全国推广办公室"，为进一步推广"傅氏秘灸"打下了坚实的基础。

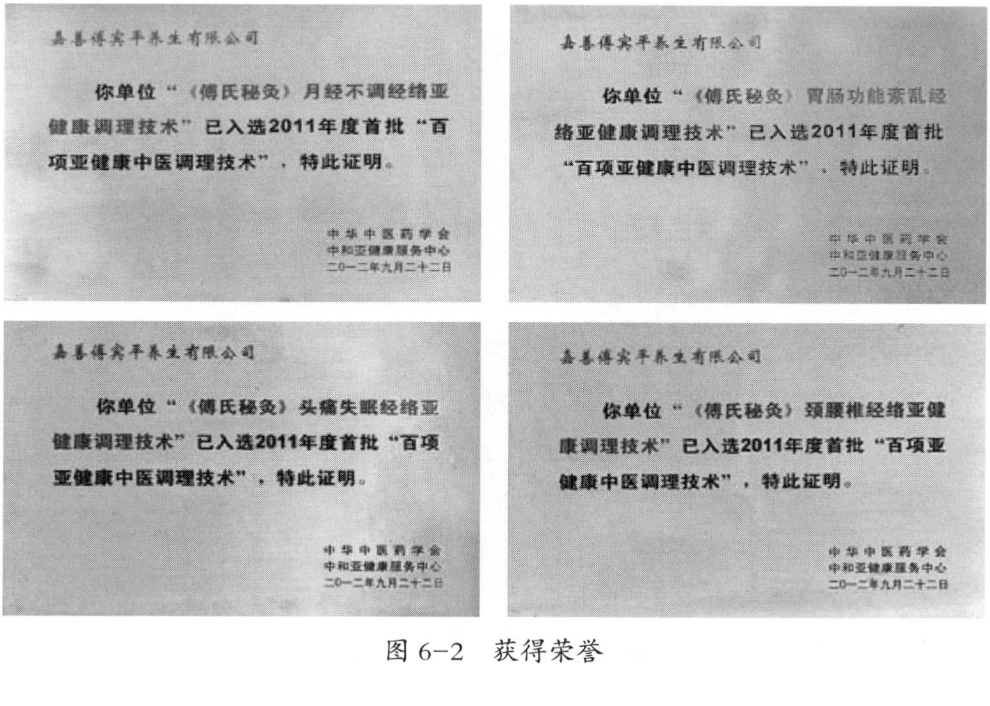

图6-2 获得荣誉

2012 年 10 月，"傅氏秘灸"成功入选"国家特色中医非物质文化遗产保护项目"（图 6-3）。

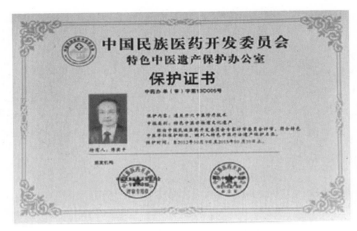

图 6-3　非物质文化遗产保护证书

2013 年 8 月，嘉善傅宾平养生有限公司成为中国民族医药学会继续教育分会继续教育培训基地。

# 第二节　傅氏秘灸理论基础

## 一、经络理论

傅氏秘灸的理论基础为中医经络理论，形象的表述即为通道理论，任何疾病以及亚健康状态的发生均因"堵"而导致，即"通道堵塞"。

中医学认为"不通则痛，通则不痛"，痛往往为机体对亚健康及疾病状态进行自我保护的一种反应能力状态，也是对机体健康状态的提醒和警醒。因此，从广义上理解，人体自我感觉的疼痛、不适反应，以及所有的异常生理状态，均称之为痛。发生痛的本质在于"堵"，"堵"的原因有风、寒、湿、痰、瘀血、气郁等。

傅氏秘灸通过疏通经络、调理气血，使经络保持通畅无堵的常态，从而达到祛除疾病、改善体质、维护健康的目的。

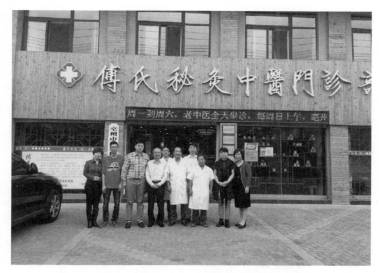

傅氏秘灸中医门诊部

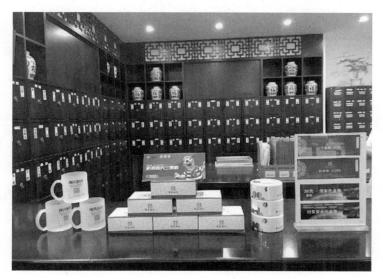

傅氏秘灸灸材

## 二、作用原理

　　傅氏秘灸疗法通关开穴中医诊疗技术的原理如同修理维护遇堵的自来水管道，通过清理身体内的代谢产物，排除毒素，解除"管道堵塞"的原因，从而恢复"管道"通畅无阻。傅氏秘灸疗法通关开穴中医诊疗技术的核心在于"管道"

的"疏通清理"和"补漏"的方式方法，以及在"疏通、补漏管道"的过程中能够精准把握"遇堵部位"或"自来水管道渗水及漏水的部位"，通过通关开穴的方式，运用傅氏秘灸49味中药组成的核心配方，有效清理和祛除"堵"的因素，恢复"管道"正常流通。

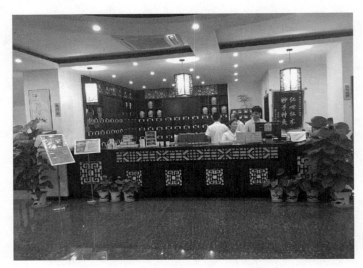

药物储备

"疏通管道"应解决两个重要的问题：一是明确定位找到"堵"的位置；二是有效"清除管道中的杂物"。大道至简，傅氏秘灸疗法通关开穴中医诊疗技术通过运用49味中药的核心配方，在祛除风、寒、湿、火、瘀血、气滞等方面收效显著，在解决各类慢性疑难杂症以及严重亚健康状态方面具有独特的优势，常常收到让人意想不到的神奇效果。

## 三、灸法分类

傅氏秘灸依据使用不同灸材以及是否需要火热法，将灸法分为火热灸法和非火热灸法两类。

### 1. 火热灸法

（1）艾火灸法：从某种意义上说，灸材当中有艾草成分的灸法统称为艾火灸法。单纯用艾草的灸法，即我们所称的艾灸，为艾火灸法的一种。按这一分类标准，傅氏秘灸因其灸炷中含有艾草成分，亦属艾火灸法。

（2）其他火热灸法：如硫黄灸、黄蜡灸、灯心灸、桃木灸、桑木灸、竹茹灸、麻叶灸，等等。

**2. 非火热灸法**　非火热灸法中最主要的是天灸，也称为自灸，是用对皮肤有刺激性的药物涂敷穴位或局部而施灸的一种灸法，如毛茛叶灸、旱莲草灸、蒜泥灸、白芥子灸，等等。

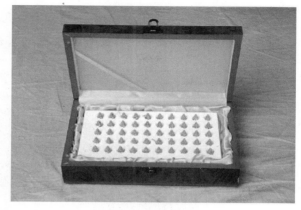

傅氏秘灸艾炷

## 四、取穴方法

傅氏秘灸的取穴有自身独特的指量法。指量法即手指同身寸法，是以患者（顾客）的手指为标准进行测量定穴的方法。傅氏秘灸指量法的定穴尺寸标准与我们平时所掌握的腧穴定位标准有一定差异，应用傅氏秘灸疗法调理各类慢性疑难病以及各类严重亚健康状态时，不仅应遵循傅氏秘灸的独特处方配穴，而且应严格遵循傅氏秘灸指量定穴方法，该方法主要包括以下几类：

**1. 拇指同身寸（图6-4）**　以患者（顾客）拇指关节的长度作为1寸。

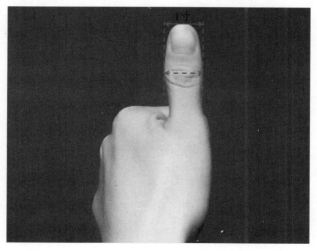

图6-4　拇指同身寸

## 2. 横指同身寸

（1）无名指、小指两指并拢横量为1.5寸（图6-5）。

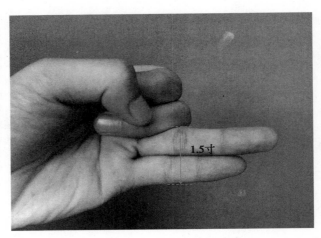

图6-5　无名指小指同身寸

（2）食指、中指两指并拢（图6-6）横量为2寸（以食指中节横纹处为准）。

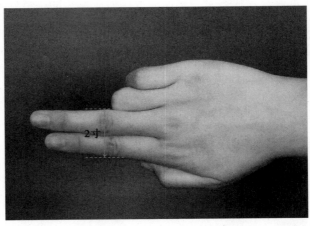

图6-6　食指中指同身寸

（3）食指、中指、无名指、小指四指并拢（图6-7）横量为3寸（以中指中节横纹处为准）。

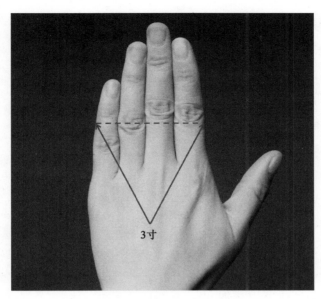

图 6-7 横指同身寸

# 第三节 傅氏秘灸调理基本思路和方法

## 一、四季保养（图 6-8）

老百姓普遍等患病之后或病情严重之时才到医院就诊。正确的健康理念应是未病先防、未病先治，这是中医养生的最高境界。

中医养生讲究天人相应，《黄帝内经》云："人以天地之气生，四时之法成。"中医养生健康调理与自然界四季交替息息相关，"逆之则灾害生，从之则苛疾不起"。傅氏秘灸四季保养讲究顺应天时、天人合一。《吕氏春秋》有言："天生阴阳寒暑燥湿四时之化，万物之便，莫不为利，莫不为害。圣人察阴阳之宜，辨万物之利以便生，故精神安乎形而寿长焉。"

进行傅氏秘灸四季五脏保养时，首先进行体质辨识，明确个人体质，依据不同体质选择应用傅氏秘灸的灸疗介质；然后进行中医辨证分型，确定调理原则，依据不同的中医辨证分型结果，进行傅氏秘灸基础配穴，然后按照傅氏秘灸标准化的服务流程进行傅氏秘灸调理。

## （一）春季——保养肝

春季地气升发，肝旺脾弱，须养肝健脾以调神，春季是调理保养内分泌及肝脏功能的最佳季节。

### 1. 肝的功能特征

（1）肝藏血，具有贮藏血液的功能。

（2）其华（外在表现）在爪，其充在筋，开窍于目。

（3）五行属木，方位属东，色属青绿，味属酸，季属春天。

（4）肝阴不足或肝血虚时可表现为两目干涩、视力减退。肝病可使指甲灰暗、易脆、易裂、干枯无华。

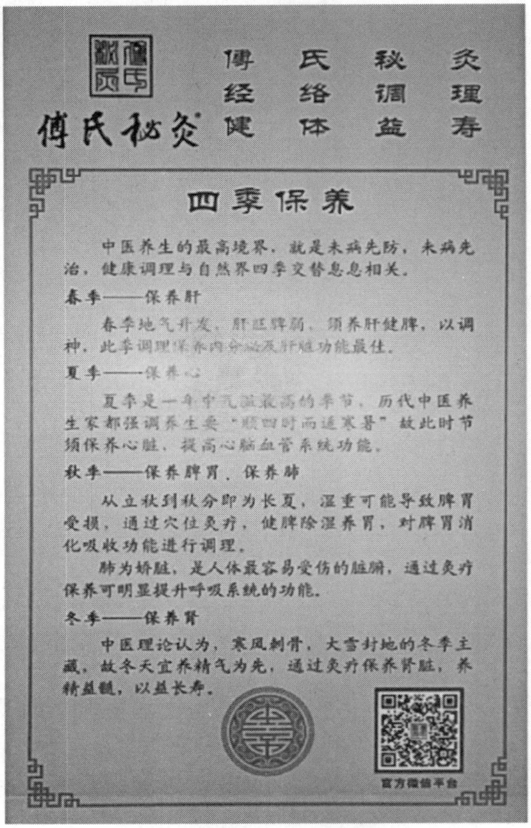

### 2. 春季保养肝的方法　大地回春，万物复苏，春季人的肝气亦开始旺盛，排浊气，畅气血，正是调养肝脏的大好时机，所以

图 6-8　傅氏秘灸四季养生之法

春天重在养肝护肝。春季保养肝脏主要有以下方面：

（1）春季踏青，多与自然接触。

（2）调整情绪，多与家人、朋友交流沟通，可有效化解不良情绪，疏肝理气。我们平时常说的"火大伤肝""怒伤肝""肝火太旺"，其实都是指不良情绪会使五脏平衡失调，从而影响人体健康。

（3）保证充足的睡眠。每天 23 点之前必须睡觉，有助于使血液回肝脏解毒。

（4）合理饮食，以"三低"（低热量、低脂肪、低胆固醇）为原则，春季适宜的食品如下：

①菌类，如蘑菇、香菇类食品。

②荔枝。《本草纲目》记载荔枝有强肝健胰的功效，但食之过多容易上火，

导致出鼻血、牙痛等。

③猪血。喝猪血汤有助于清除体内污物。

④乌梅。可用乌梅煎汤后加入砂糖饮用。

⑤用柠檬、菊花、金银花、甘草煎汤，加入黑砂糖饮用。

## （二）夏季——保养心

夏季是一年之中气温最高的季节，历代中医养生家都强调养生要"顺四时而适寒暑"，故此时节须保养心脏，提高心脑血管系统功能。

### 1. 心的功能特征

（1）主行血，把血液运行到身体各个部位，推动血液流向器官、组织，为生命活动提供充足的血液量。

（2）其华在面，其充在血脉，开窍于舌。

（3）心火过旺则舌尖红赤，心血瘀滞时舌质常见紫暗。

（4）在五行中属火，方位属南，色属红、紫，味属苦，季节对应夏季。

### 2. 夏季保养心的方法

（1）保持良好的心态。

（2）选择合理的饮食，适宜选用以下食物：

①三低（低热量、低脂肪、低胆固醇）食物，有利于保护心脏。

②燕麦、鲑鱼等富含强抗氧化剂类食物。

③富含不饱和脂肪酸的食物，如橄榄油、坚果、亚麻籽、大豆、杏仁、黑芝麻等。

④适当吃一些苦味的食物，如苦瓜、黄瓜等。苦味食物可入心、泻火气，但应注意适量。

（3）控制体重。

（4）戒烟、戒酒。

## （三）长夏——保养脾

从立秋到秋分即为长夏，湿重可能导致脾胃受损。通过穴位灸疗健脾除湿养胃，可对脾胃功能进行调理。

### 1. 脾的功能特征

（1）主运化、统血，为气血生化之源。人体脏腑及四肢百骸皆赖脾以濡养，故有后天之本之称。

（2）在五行中属土，方位属中。

（3）色属黄，味属甘，季节对应长夏。

（4）其华在唇，开窍于口。

### 2. 长夏保养脾的方法

（1）多食对脾有益的食物，如马铃薯、红薯、香菇、山药、栗子、红枣、鸡肉、兔肉、猪肚、牛肚、羊肚、泥鳅、糯米等。

（2）适当吃些酸味食物，如番茄、柠檬、草莓、乌梅、葡萄、山楂、菠萝、芒果、猕猴桃等，它们的酸味能敛汗、止泻、祛湿，可预防流汗过多而耗气伤阴，又能生津止渴、健胃消食。若在菜肴中加点醋，醋酸还可杀菌消毒，防止胃肠道疾病发生。

（3）适宜食用冬瓜粥（冬瓜 250g 连皮切块，粳米或糯米 100g 加水煮，快成粥时放入冬瓜，再煮片刻即可食用），有清热解毒、利水消肿、化痰止咳的功效，其清淡之味可以养脾，促进脾脏功能健全。

（4）吃酸助脾脏排毒。乌梅、醋是用来化解食物中毒的最佳食品，可使食物中的毒素在最短的时间内排出体外；同时，酸味食物还有健脾的功效，可以促进肠胃的消化功能。

## （四）秋季——保养肺

肺为娇脏，是人体最容易受伤的脏腑，通过灸疗保养可明显提升呼吸系统的功能。

### 1. 肺的功能特征

（1）肺朝百脉，主治节。全身的气血都通过经脉而聚会于肺，通过肺的呼吸进行气体交换，然后再输布全身，所以血液的正常循环亦有赖于肺气的正常敷布和调节。

（2）在五行中属金，其华在毛，开窍于鼻。

（3）肺气虚弱则皮毛不泽，易患感冒。

（4）肺与大肠相表里，肺部疾病会引起大肠的功能失常，如排便异常、便秘。

### 2. 秋季养肺的方法

（1）戒烟。

（2）经常到空气好的地方进行深呼吸。

（3）多吃一些清肺的食物，如猪血、山药、冬瓜、萝卜、梨子、木耳、豆浆、蜂蜜等。

（4）多吃对肺有益的食物。每周食用 5 个或 5 个以上的苹果，可改善呼吸系统的功能。苹果中含有大量的槲皮苷和黄酮类抗氧化剂，可保护肺免受污染和烟的影响。百合可养阴润肺止咳、清心安神，尤其润肺效果好，日常可煮粥或炒菜吃，还可以泡水喝。杏仁可滋阴润肺、止咳平喘、润肠通便，还能降血脂，但要注意杏仁有小毒，吃的时候一定要煮熟再吃。多喝绿茶对养肺也有好处。

（5）外出戴口罩。秋季气候多清凉干燥，而肺为清虚之脏，戴口罩可有效预防病从口鼻而入。

**（五）冬季——保养肾脏**

中医学认为寒风刺骨、大雪封地的冬季主藏，故冬天宜养精气为先。通过灸疗可保养肾脏、养精益髓，有助于长寿。

**1. 肾的功能特征**

（1）主水，藏精。

（2）其华在发，开窍于耳及二阴。

（3）五行中属水，色属黑，味属咸，季节对应于冬季。

（4）肾气虚弱可见骨、齿、发异常改变，出现耳失聪、耳鸣、听力下降、性功能减退。

**2. 冬季养肾的方法**

（1）饮食宜清淡，减少食盐的摄入。

（2）控制体重。

（3）慎用药物。

（4）控制血压。

（5）适当吃些有益肾脏的食物，举例如下。

①粟米：可补益肾气。

②豇豆：《本草纲目》记载其可理火益气、补肾健胃、生精髓。

③牛骨髓：可润肺补肾益髓。

④羊骨：可补肾强筋骨。

⑤猪肾：因肾虚所致的腰痛、腰酸、遗精、虚汗及老人肾虚所致耳聋、耳鸣宜常食之。

⑥鲈鱼：既能补脾胃，又能补肝肾、益筋骨。

⑦芡实：有益精固涩、补脾止泻的双重功效。

⑧山药：可补肺健脾、益肾填精。

⑨枸杞子：可补肾养肝、益精明目、壮筋骨、除腰痛。

⑩黑色食物：如黑米、黑木耳、黑豆、黑芝麻、黑枣等，对肾有滋养和呵护的作用。

## 二、体质辨识

傅氏秘灸体质辨识主要依据中华中医药学会发布的中医体质分类与判定标准进行分类。该中医体质分类与判定标准主要根据人体形态结构、生理功能、心理特点及反应状态，对体质进行了分类，并制定了中医体质量表及中医体质分类与判定标准，是中医临床实践中体质判定及疗效评定的重要参考依据。

根据中华中医药学会发布的中医体质分类与判定标准，9 种中医体质基本类型与特征如下：

（1）平和质（A 型）

总体特征：阴阳气血调和，以体态适中、面色红润、精力充沛等为主要特征。

形体特征：体形匀称健壮。

常见表现：面色、肤色润泽，头发稠密有光泽，目光有神，鼻色明润，嗅觉通利，唇色红润，不易疲劳，精力充沛，耐受寒热，睡眠良好，胃纳佳，二便正常，舌色淡红，苔薄白，脉和缓有力。

心理特征：性格随和开朗。

发病倾向：平素患病较少。

适应能力：对自然环境和社会环境适应能力较强。

（2）气虚质（B 型）

总体特征：元气不足，以疲乏、气短、自汗等气虚表现为主要特征。

形体特征：肌肉松软不实。

常见表现：平素语音低弱，气短懒言，容易疲乏，精神不振，易出汗，舌淡红，舌边有齿痕，脉弱。

心理特征：性格内向，不喜冒险。

发病倾向：易患感冒、内脏下垂等病；病后康复缓慢。

适应能力：不耐受风、寒、暑、湿邪。

（3）阳虚质（C 型）

总体特征：阳气不足，以畏寒怕冷、手足不温等虚寒表现为主要特征。

形体特征：肌肉松软不实。

常见表现：平素畏冷，手足不温，喜热饮食，精神不振，舌淡胖嫩，脉沉迟。

心理特征：性格多沉静、内向。

发病倾向：易患痰饮、肿胀、泄泻等病；感邪易从寒化。

适应能力：耐夏不耐冬；易感风、寒、湿邪。

（4）阴虚质（D 型）

总体特征：阴液亏少，以口燥咽干、手足心热等虚热表现为主要特征。

形体特征：体形偏瘦。

常见表现：手足心热，口燥咽干，鼻微干，喜冷饮，大便干燥，舌红少津，脉细数。

心理特征：性情急躁，外向好动，活泼。

发病倾向：易患虚劳、失精、不寐等病；感邪易从热化。

适应能力：耐冬不耐夏；不耐受暑、热、燥邪。

（5）痰湿质（E 型）

总体特征：痰湿凝聚，以形体肥胖、腹部肥满、口黏苔腻等痰湿表现为主要特征。

形体特征：体形肥胖，腹部肥满松软。

常见表现：面部皮肤油脂较多，多汗且黏，胸闷，痰多，口黏腻或甜，喜食肥甘甜黏，苔腻，脉滑。

心理特征：性格偏温和、稳重，多善于忍耐。

发病倾向：易患消渴、中风、胸痹等病。

适应能力：对梅雨季节及湿重环境适应能力差。

（6）湿热质（F型）

总体特征：湿热内蕴，以面垢油光、口苦、苔黄腻等湿热表现为主要特征。

形体特征：形体中等或偏瘦。

常见表现：面垢油光，易生痤疮，口苦口干，身重困倦，大便黏滞不畅或燥结，小便短黄，男性易阴囊潮湿，女性易带下增多，舌质偏红，苔黄腻，脉滑数。

心理特征：容易心烦急躁。

发病倾向：易患疮疖、黄疸、热淋等病。

适应能力：对夏末秋初湿热气候、湿重或气温偏高环境较难适应。

（7）血瘀质（G型）

总体特征：血行不畅，以肤色晦暗、舌质紫黯等血瘀表现为主要特征。

形体特征：胖瘦均见。

常见表现：肤色晦暗，色素沉着，容易出现瘀斑，口唇暗淡，舌暗或有瘀点，舌下络脉紫暗或增粗，脉涩。

心理特征：易烦，健忘。

发病倾向：易患癥瘕及痛证、血证等。

适应能力：不耐受寒邪。

（8）气郁质（H型）

总体特征：气机郁滞，以神情抑郁、忧虑脆弱等气郁表现为主要特征。

形体特征：形体瘦者为多。

常见表现：神情抑郁，情感脆弱，烦闷不乐，舌淡红，苔薄白，脉弦。

心理特征：性格内向不稳定、敏感多虑。

发病倾向：易患脏躁、梅核气、百合病及郁证等。

适应能力：对精神刺激适应能力较差；不适应阴雨天气。

（9）特禀质（I型）

总体特征：先天失常，以生理缺陷、过敏反应等为主要特征。

形体特征：过敏体质者一般无特殊；先天禀赋异常者或有畸形，或有生理缺陷。

常见表现：过敏体质者常见哮喘、风团、咽痒、鼻塞、喷嚏等；患遗传性疾病者有垂直遗传、先天性、家族性特征；患胎传性疾病者具有母体影响胎儿个体生长发育及相关疾病特征。

心理特征：随禀质不同情况各异。

发病倾向：过敏体质者易患哮喘、荨麻疹、花粉症及药物过敏等；遗传疾病如血友病、先天愚型等；胎传疾病如五迟（立迟、行迟、发迟、齿迟和语迟）、五软（头软、项软、手足软、肌肉软、口软）、解颅、胎惊、胎痫等。

适应能力：适应能力差，如过敏体质者对易致敏季节适应能力差，易引发宿疾。

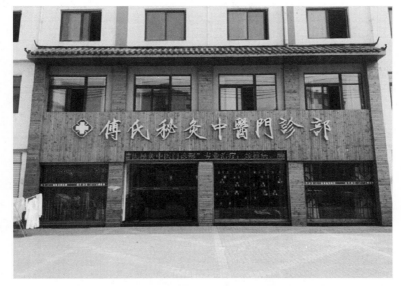

傅氏秘灸中医门诊部

## 第四节　基本操作步骤和介质、适应证

### 一、傅氏秘灸基本操作步骤

1. 开穴（图6-9）　用傅氏秘灸秘制开穴药水涂于所选择的穴位，以打开穴位。

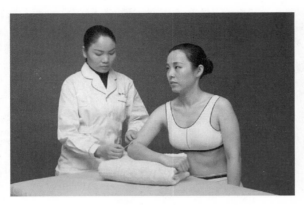

图 6-9　开穴

**2. 施药（图 6-10）** 将傅氏秘灸药粉放置在已经打开的穴位上。

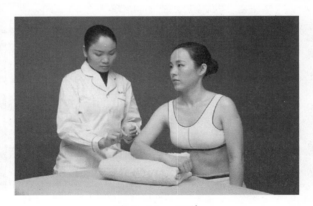

图 6-10　施药

**3. 施灸（图 6-11）** 用傅氏秘灸特制的配方灸炷施灸，该配方由 13 味中药组成，每个穴位换灸 3 次。

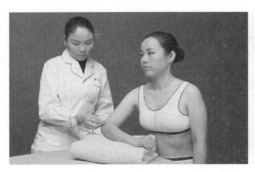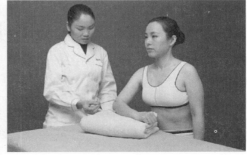

图 6-11　施灸

以上三个步骤为傅氏秘灸的核心步骤，所用的开穴药水、傅氏秘灸药粉和灸炷所用配方为傅氏秘灸的三个核心配方。

4. **结束** 待灸炷燃烧一半以上，操作者用左手托住剩有少量清水的灸罐，右手拇、食指捏取燃烧殆尽的灸炷，将其放入灸罐中，使灸炷熄灭，灸疗结束。

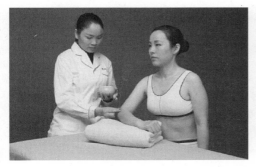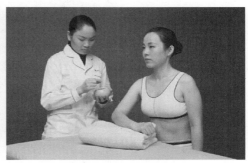

图 6-12 移除灸炷

## 二、傅氏秘灸介质

傅氏秘灸介质是运用中医辨证论治的原则，以傅氏秘灸 49 味中药为基础配方，结合各种体质及辨证分型结果，加入不同中药配制的灸疗介质药粉，从而使灸疗达到中药汤剂辨证施治的良好效果。

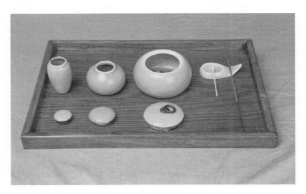

灸疗器材

例如针对心脾两虚型失眠、气血不足型心悸，灸疗介质采用基础配方佐以归脾汤加减配制；针对肝阳上亢型头痛或眩晕，灸疗介质采用基础方佐以天麻钩藤饮加减配制；针对风寒感冒，灸疗介质采用基础方佐以荆防败毒散加减配制等。

## 三、傅氏秘灸适应证

傅氏秘灸已经入选中华中医药学会百项亚健康调理技术，在颈腰椎病、肠胃病、妇科病、头痛、失眠、男性前列腺疾病、疲劳综合征的调理，以及祛斑祛痘、女性产后修复护理等方面效果显著。

# 第七章　傅氏秘灸特色调理

## 第一节　妇科病调理

### 一、月经不调

**【概述】**

月经不调是妇科常见病之一，是指月经的周期、经量、经色、经质发生异常改变。常见的有经行先期、经行后期、经行先后无定期等。月经提前八至九天，甚至一月两至，为经行先期，亦称"经早"；月经周期延后八至九天，甚至每隔四五十日一至的称"经行后期"；月经不按周期来潮，或先或后，称为"经行先后无定期"，又称"经乱"。上述月经不调情况偶尔出现一次者，不属于本病范畴。

**【辨证】**

**1. 经行先期**

（1）血热证

证候：月经先期，量多，色紫红，质稠黏，心胸烦闷，小便短赤，舌红苔黄，脉数有力。

证候分析：血得热则妄行，故经来量多；血为热灼，故色紫红质黏稠；血分有热，累及心肝，故心胸烦闷；心热下移小肠，故小便短赤；苔黄、脉数均为内有邪热之象。

（2）气虚证

证候：月经超前，量多，色淡，质清稀，精神疲倦，心悸气短，自觉小腹空坠，舌淡苔薄，脉弱无力。

证候分析：脾主中气而统血，气虚则统摄无权，冲任因而不固，则见经行先期量多，色淡质稀；气虚则神疲气短、小腹空坠；心悸、舌淡为血虚之征；脉弱无力为气虚之候。

### 2. 经行后期

（1）血虚证

证候：经行后期，量少色淡，小腹空痛，身体瘦弱，面色萎黄，皮肤不润，头晕眼花，或心悸少寐，舌淡红，少苔，脉虚细。

证候分析：由于久病体弱或长期失血，营血亏耗，血海不能按时充盈，故月经后期，量少色淡；血虚胞脉失养，故小腹空痛；血既不足，不能内充经脉、外润肌肤，故身体瘦弱，面色萎黄，皮肤不润；血虚不能养肝营心，则头晕、眼花、心悸、少寐；血虚不能上营于舌，分充于脉，故舌淡、脉虚而细。

（2）血寒证

证候：经期延后，色黯而量少，小腹绞痛，得热稍减，肢冷畏寒，苔薄白，脉沉迟。

证候分析：经产之际感受寒冷，血为寒滞，运行不畅，故经行后期，量少而色黯；寒客胞宫，气血凝滞，故小腹绞痛，得热稍减；寒为阴邪，伤人阳气，故肢冷畏寒；苔薄白、脉沉迟均属寒象。

（3）气滞证

证候：经期延后，色黯量少，小腹胀满而痛，精神抑郁，胸痞不舒，噫气稍减，胁肋乳房作胀，舌苔薄白，脉弦。

证候分析：肝气郁结，血为气滞，故经行后期而量少，小腹胀满而痛；气以宣达为顺，郁则不能宣达，故精神抑郁，胸痞不舒，得噫则气机稍畅，故痞满稍减；肝经布于胸胁乳房，肝郁气滞，故胸胁乳房作胀；脉弦为肝郁气滞之征。

### 3. 经行先后无定期

（1）肝郁证

证候：经期先后不定，经量或多或少，色紫红、质黏稠，经行不畅，胸胁乳房作胀，少腹胀痛，抑郁不乐，时欲叹息，苔薄白，脉象弦。

证候分析：郁怒伤肝，疏泄失常，气血逆乱，血海不宁，故经期先后不定，经量或多或少；肝郁气滞，气滞血凝，故经行不畅，胸胁乳房作胀，少腹胀痛；

叹息可疏理气机，故时欲叹息；脉弦为肝郁之象。

（2）肾虚证

证候：经期先后不定，经血量少，色淡质稀，头晕耳鸣，腰膝酸软，夜尿较多，大便不实，舌淡苔薄，脉沉弱。

证候分析：肾气不足，冲任不调，血海蓄溢失常，故经行错乱，先后不定；肾气虚弱，精血不足，则经血量少，色淡质稀；肾主骨、生髓、开窍于耳，其经脉贯腰脊，肾虚则髓海不足，孔窍不利，腰脊失养，故头晕耳鸣、腰膝酸软；肾司二便，肾虚则不能制约，故尿频而大便不实。舌淡苔薄、脉沉弱皆为肾阳不足之象。

【傅氏秘灸调理】

1. 经行先期

（1）血热证

调理原则：清热凉血调经。

灸材配制：以 49 味中药为基础配方，佐以芩连四物汤加减配制。

选穴：关元、气海、三阴交、曲池、太冲。

方义：关元是任脉与肝、脾、肾三经之交会穴，为调理冲任与肝、脾、肾之要穴。气海是任脉穴，为肓之原，可总调下焦气机而调理气血。三阴交为三阴经之交会穴，可健脾益肾、疏肝调经。三穴是治疗月经不调的主穴。曲池、太冲可清解血分之热而达到凉血调经之目的。

操作：

①用傅氏秘灸开穴药水"打开"穴位，先开关元、气海、三阴交，后开曲池、太冲。

②将含有芩连四物汤配方的秘灸药粉放置在"打开"的穴位上。

③采用傅氏秘灸特制配方灸炷施灸，每个穴位换灸 3 次。

（2）气虚证

调理原则：补气摄血。

灸材配制：以 49 味中药为基础配方，佐以补中益气汤加减配制。

选穴：关元、气海、三阴交、足三里、脾俞。

方义：在关元、气海、三阴交的基础上配以足三里和脾俞，从而达到健脾益气摄血的目的。

操作：

①用傅氏秘灸开穴药水"打开"穴位，先开关元、气海、三阴交，后开足三里、脾俞。

②将含有补中益气汤配方的秘灸药粉放置在"打开"的穴位上。

③采用傅氏秘灸特制配方灸炷施灸，每个穴位换灸3次。

### 2. 经行后期

（1）血虚、血寒证

调理原则：养血调经，温经散寒。

灸材配制：以49味中药为基础配方，血虚证佐以人参养荣汤加减配制，血寒证佐以温经汤加减配制。

选穴：关元、气海、三阴交、命门、太溪。

方义：在关元、气海、三阴交的基础上配以命门、太溪，达到温肾壮阳除寒的目的。

操作：

①用傅氏秘灸开穴药水"打开"穴位，先开关元、气海、三阴交，后开命门、太溪穴。

②将含有人参养荣汤或温经汤配方的秘灸药粉放置在"打开"的穴位上。

③采用傅氏秘灸特制配方灸炷施灸，每个穴位换灸3次。

（2）气滞证

调理原则：理气调经。

灸材配制：以49味中药为基础配方，佐以过期饮加减配制。

选穴：关元、气海、三阴交、蠡沟。

方义：在关元、气海、三阴交的基础上配以蠡沟穴，达到疏肝解郁、理气行血调经的目的。

操作：

①用傅氏秘灸开穴药水"打开"穴位，先开关元、气海、三阴交，后开蠡沟穴。

②将含有过期饮配方的秘灸药粉放置在"打开"的穴位上。

③采用傅氏秘灸特制配方灸炷施灸，每个穴位换灸 3 次。

**3. 经行先后不定期**

（1）肝郁证

调理原则：疏肝理气调经。

灸材配制：以 49 味中药为基础配方，佐以逍遥散加减配制。

选穴：关元、气海、三阴交、太冲、肝俞、期门。

方义：在关元、气海、三阴交的基础上配以太冲、肝俞、期门，达到疏肝解郁的目的。

操作：

①用傅氏秘灸开穴药水"打开"穴位，先开关元、气海、三阴交，后开太冲、肝俞、期门穴。

②将含有逍遥散配方的秘灸药粉放置在"打开"的穴位上。

③采用傅氏秘灸特制的配方灸炷施灸，每个穴位换灸 3 次。

（2）肾虚证

调理原则：补肾固经。

灸材配制：以 49 味中药为基础配方，佐以定经汤加减配制。

选穴：关元、气海、三阴交、肾俞、太溪。

方义：在关元、气海、三阴交的基础上配以肾俞、太溪，达到补肾固经的目的。

操作：

①用傅氏秘灸开穴药水"打开"穴位，先开关元、气海、三阴交，后开肾俞、太溪穴。

②将含有定经汤配方的秘灸药粉放置在"打开"的穴位上。

③采用傅氏秘灸特制的配方灸炷施灸，每个穴位换灸 3 次。

【参考】

本病包括垂体前叶或卵巢功能异常导致的月经紊乱。

**二、痛经**

【概述】

妇女经期或月经前后出现小腹、腰骶部疼痛，甚至疼痛剧烈，影响生活、工作者，称为"痛经"，也称"经行腹痛"。痛经多发于青年妇女，称为原发性痛经；由临盆疾病引起的称为继发性痛经。痛经严重时往往伴有全身症状，如面色苍白、冷汗淋漓、手足厥冷、乳房胀痛、恶心呕吐、肛坠腹泻等。

本病主要由胞宫气血运行不畅所致。如气血虚少，或气滞血瘀，使经行涩滞不畅，不通则痛。临床上一般可分虚实两类。

## 【辨证】

### 1. 实证

证候：多在经前即开始小腹疼痛。如小腹胀痛，经行不畅，量少，色紫暗有块，血块排出后腹痛减轻，胸胁乳房作胀，舌边尖紫，或舌边有瘀点，脉沉弦者，为气滞血瘀证；如小腹冷痛，痛连腰脊，得热则缓，经行量少，色黯有块，苔白腻，脉沉紧者，为寒湿凝滞证。

证候分析：肝郁气滞则小腹、胸胁、乳房胀痛，经行量少而不畅；气滞则血瘀，故经血紫黯有块，血块排出后瘀滞稍通，故疼痛减轻；舌紫或有瘀点，脉沉弦，均为气滞血瘀之象。寒湿客于胞宫，血被寒凝，故经行不畅，量少色黯有块，小腹冷痛；胞脉系于肾，故痛甚则连及腰脊；血得热则行，故得热而痛减。苔白、脉沉紧均为寒湿内阻之象。

### 2. 虚证

证候：多在经行末期或经净之后小腹疼痛，痛势绵绵，喜暖喜按，经色淡而量少、质清稀，甚者见形寒怕冷、面色苍白、心悸、头晕等症，脉细无力。

证候分析：气血虚弱，血海不足，胞脉失养，故小腹绵绵作痛，得按则减；气血两虚，故月经量少，色淡质清稀；气血虚甚，心失所养则心悸，头面失其所荣则头晕、面色苍白；久病伤阳，阳气不振，故见形寒怕冷。脉细无力为气血俱虚之象。

## 【傅氏秘灸调理】

### 1. 实证

调理原则：调理气机，活血通经。

灸材配制：以 49 味中药为基础配方，气滞血瘀证佐以膈下逐瘀汤加减配制，寒湿凝滞证佐以温经汤加减配制。

选穴：关元、气海、三阴交、地机。

方义：关元是任脉与肝、脾、肾三经之交会穴，为调理冲任与肝、脾、肾之要穴。气海是任脉穴，为肓之原，可总调下焦气机而调理气血。三阴交为三阴经之交会穴，可健脾益肾、疏肝调经。三穴是治疗痛经的主穴。地机可温通胞宫、祛邪调经。四穴相配可治疗寒湿凝滞型痛经。

操作：

①用傅氏秘灸开穴药水"打开"穴位，先开关元、气海、三阴交，后开地机穴。

②将含有膈下逐瘀汤配方的秘灸药粉放置在"打开"的穴位上。

③采用傅氏秘灸特制的配方灸炷施灸，每个穴位换灸 3 次。

### 2. 虚证

调理原则：调补气血，温养冲任。

灸材配制：以 49 味中药为基础配方，佐以调肝汤加减配制。

选穴：关元、气海、三阴交、血海、脾俞、足三里。

方义：在关元、气海、三阴交的基础上配以血海、脾俞、三阴交以健脾益气补血，达到治疗气血不足型痛经的目的。

操作：

①用傅氏秘灸开穴药水"打开"穴位，先开关元、气海、三阴交，后开血海、脾俞、三阴交穴。

②将含有调肝汤配方的秘灸药粉放置在"打开"的穴位上。

③采用傅氏秘灸特制的配方灸炷施灸，每个穴位换灸 3 次。

### 【参考】

本病常与生殖器官病变以及内分泌、神经、精神因素等有关，继发性痛经应结合治疗原发病。

## 三、闭经

### 【概述】

女子年过 18 岁，月经尚未来潮，或已行经而又闭止 3 个周期以上者，称为闭经。前者为原发性闭经，后者为继发性闭经。妊娠期或哺乳期闭经属生理正常现象。初潮后一两年内月经周期常不稳定，可能出现暂时闭经，以后又正常行经者，以及生活环境变迁或精神因素影响而闭经且无其他症状者，一般不需治疗；若观察半年仍未恢复正常月经者，则应予治疗。

发生闭经的主要原因可分为虚、实两种。虚者多为阴血不足，实者多为实邪阻隔，脉道不通，经血不得下行。

【辨证】

### 1. 血滞证

证候：月经数月不行，少腹胀痛拒按，或少腹有痞块，胸胁胀满，舌边紫黯或有瘀点，脉沉紧。

证候分析：忧思恚怒，气机郁滞，不能行血，冲任不通，故经闭不行；气以宣达为顺，气滞则少腹胀痛、胸脘胀闷；瘀血停滞，积于血海，阻碍经血下行，故腹痛拒按，少腹有痞块。舌边紫有瘀斑、脉沉弦为气滞血瘀之象。

### 2. 血枯证

证候：经期延后，经量逐渐减少以至闭止，日久则兼见面色萎黄，精神不振，头目眩晕，食少，便溏，皮肤干燥，舌淡苔白，脉缓弱，为气血虚弱证；如兼见头晕耳鸣，腰膝酸软，口干咽燥，五心烦热，潮热盗汗，舌淡苔少，脉弦细，为精血不足证。

证候分析：脾主运化水谷而生血，脾虚不运则血虚，血虚冲任失养，血海不满；或失血之后，阴血亏损，血海无余，故经期延后，经量逐渐减少以至闭止。血虚不能荣于肌肤则面色萎黄、皮肤干燥，不能上荣于头则头目眩晕、精神不振；脾虚不运，故食少、便溏。舌淡苔白、脉缓弱均为血枯不荣之象。肾主骨髓，脑为髓海，肾虚则头晕耳鸣、腰膝酸软，阴虚生内热则口干咽燥、五心烦热、潮热汗出；舌淡、脉弦均为精血不足之象。

【傅氏秘灸调理】

### 1. 血滞证

调理原则：行滞通经。

灸材配制：以49味中药为基础配方，佐以血府逐瘀汤加减配制。

选穴：关元、三阴交、合谷、肾俞、归来、太冲、期门、血海。

方义：关元是任脉与足三阴经之交会穴，可温补肾元、通经活血、调理冲任；三阴交为足三阴经之交会穴，合谷为手阳明经原穴，具有行气活血的作用，二穴相配能调冲任、理胞宫、行气血；归来通胞脉、调气血；肾俞为肾脏精气输注之处，既可补益肾气，又可温化寒凝。太冲、期门、血海可疏肝理气、活血调经，配合使用可行滞通经。

操作：

①用傅氏秘灸开穴药水"打开"穴位，先开关元、三阴交、合谷、肾俞、归来，后开太冲、期门、血海穴。

②将含有血府逐瘀汤配方的秘灸药粉放置在"打开"的穴位上。

③采用傅氏秘灸特制的配方灸炷施灸，每个穴位换灸 3 次。

### 2. 血枯证

调理原则：养血通经。

灸材配制：以 49 味中药为基础配方，佐以归脾汤加减配制。

选穴：关元、三阴交、合谷、肾俞、归来、肝俞、太溪、脾俞、足三里。

方义：在关元、三阴交、合谷、肾俞、归来的基础上取肝俞、太溪补益肝肾，取脾俞、足三里健脾和胃、益气生血。配合使用可养血通经，治疗血枯型闭经。

操作：

①用傅氏秘灸开穴药水"打开"穴位，先开关元、三阴交、合谷、肾俞、归来，后开肝俞、太溪、脾俞、足三里穴。

②将含有归脾汤配方的秘灸药粉放置在"打开"的穴位上。

③采用傅氏秘灸特制的配方灸炷施灸，每个穴位换灸 3 次。

【参考】

本病包括内分泌、神经、精神等因素所致的闭经。


# 第二节　肠胃病调理


## 一、胃脘痛

### 【概述】

胃脘痛也称胃痛，是指以上腹胃脘部疼痛为主症的病证。历代文献中也有将胃脘痛称为"心痛""心下痛"的，但与心脏疾患所引起的心痛完全不同。

【辨证】

## 1. 饮食积滞证

证候：胃脘胀痛拒按，嗳气有腐臭味，不思饮食，食则痛甚，舌苔厚腻，脉沉实或滑。

证候分析：食积不化，停于胃脘，则胃气不降，故胃脘胀痛，嗳气有腐臭味；食积属实，故疼痛拒按；胃为饮食所伤，故食则痛甚，不思饮食。舌苔厚腻、脉沉实均为食积之象。

## 2. 肝气犯胃证

证候：胃脘阵痛，痛攻两胁，嗳气频繁，或兼有恶心，呕吐酸水，腹胀，食少，苔薄白，脉沉弦。

证候分析：肝气郁结，不得疏泄，横逆犯胃则胃脘疼痛；肝经布两胁，气病多游走，故胃脘痛，时攻两胁；气机阻滞则嗳气，甚则呕恶，泛吐酸水，腹胀，食少。苔薄白、脉沉弦为肝气犯胃之象。

## 3. 胃虚受寒证

证候：胃脘隐痛，四肢倦怠，泛吐清水，喜按，喜暖，得热痛减，舌苔薄白，脉沉迟。

证候分析：脾胃虚寒则运化迟缓，故胃痛隐隐；脾主四肢，脾阳不振则四肢倦怠，泛吐清水；虚则喜按，寒则喜暖，得热痛减。苔薄白、脉沉迟均为脾胃虚寒之象。

【傅氏秘灸调理】

## 1. 饮食积滞证

调理原则：消食化滞，和胃止痛。

灸材配制：以 49 味中药为基础配方，佐以保和丸加减配制。

选穴：中脘、内关、公孙、足三里、梁门、建里。

方义：胃居中焦，以通降为顺。中脘为胃之募、腑之会穴，足三里为胃之下合穴，故凡胃脘疼痛，不论其寒热虚实均可用之；内关为手厥阴心包经之络穴，沟通三焦，功擅理气降逆，又为八脉交会穴，通于阴维脉，取之可畅达三焦气机，和胃降逆止痛；公孙为足太阴脾经之络穴，可调理脾胃而止痛，也为八脉交会穴，通于冲脉，与内关相配可治疗心、胸、胃之病证；梁门、建里可消食导滞。配合应用可治疗饮食积滞型胃脘痛。

操作：

①用傅氏秘灸开穴药水"打开"穴位，先开中脘、内关、公孙、足三里穴，后开梁门、建里穴。

②将含有保和丸配方的秘灸药粉放置在"打开"的穴位上。

③采用傅氏秘灸特制的配方灸炷施灸，每个穴位换灸 3 次。

### 2. 肝气犯胃证

调理原则：疏肝理气，和胃止痛。

灸材配制：以 49 味中药为基础配方，佐以良附丸加减配制。

选穴：中脘、内关、公孙、足三里、期门、太冲。

方义：在中脘、内关、公孙、足三里的基础上，加期门、太冲穴以疏肝理气，治疗肝气犯胃引起的胃脘痛。

操作：

①用傅氏秘灸开穴药水"打开"穴位，先开中脘、内关、公孙、足三里穴，后开期门、太冲穴。

②将含有良附丸配方的秘灸药粉放置在"打开"的穴位上。

③采用傅氏秘灸特制的配方灸炷施灸，每个穴位换灸 3 次。

### 3. 胃虚受寒证

调理原则：温中散寒，行气止痛。

灸材配制：以 49 味中药为基础配方，佐以黄芪建中汤加减配制。

选穴：中脘、内关、公孙、足三里、神阙、气海、脾俞、胃俞。

方义：在中脘、内关、公孙、足三里的基础上，加神阙、气海、脾俞、胃俞以温中散寒止痛。

操作：

①用傅氏秘灸开穴药水"打开"穴位，先开中脘、内关、公孙、足三里穴，后开神阙、气海、脾俞、胃俞穴。

②将含有黄芪建中汤配方的秘灸药粉放置在"打开"的穴位上。

③采用傅氏秘灸特制的配方灸炷施灸，每个穴位换灸 3 次。

【参考】

胃脘痛可见于急慢性胃炎、溃疡病、胃癌、胃神经官能症。此外，还包括部分胰腺炎、胆囊炎、胆石症等引起的上腹痛。

## 二、呕吐

【概述】

呕吐又名吐逆，是由于胃失和降、气逆于上所出现的病证；其他疾病有损于胃的皆可发生呕吐。因此本症常伴发于多种疾病，临床以饮食停滞、肝气犯胃和脾胃虚弱所致者最为常见。

【辨证】

### 1. 饮食停积证

证候：呕吐酸腐，脘腹胀满，嗳气厌食，大便或溏或结，舌苔腐厚，脉多滑实。

证候分析：食滞停积，脾胃运化失常，中焦气机受阻，因而脘腹胀满，嗳气厌食；食滞于内，浊气上逆，故呕吐酸腐，大便或溏或结。舌苔腐厚、脉滑实属食滞内停之候。

### 2. 肝气犯胃证

证候：呕吐吞酸，嗳气频繁，胸胁胀痛，烦闷不舒，舌苔薄腻，脉弦。

证候分析：肝气不舒，横逆犯胃，气机失于通降，因而呕吐吞酸，嗳气频繁，胸胁胀痛；肝气郁滞，故烦闷不舒；苔薄腻、脉弦为气滞肝旺之征。

### 3. 脾胃虚弱证

主证：面色萎黄，饮食稍多即吐，食不甘味，倦怠乏力，大便微溏，舌质淡，苔薄白，脉细弱。

证候分析：脾胃虚弱，中阳不振，不能运化水谷，故饮食稍多即吐，时作时止；脾失健运，不能化水谷精微以充养全身，因而倦怠乏力；脾虚运化失常，是以食不甘味、大便微溏；舌质淡、苔薄白、脉细弱乃脾胃虚弱之候。

【傅氏秘灸调理】

### 1. 饮食积滞证

调理原则：消食化滞，和胃降逆。

灸材配制：以 49 味中药为基础配方，佐以保和丸加减配制。

选穴：中脘、内关、公孙、足三里、梁门、建里。

方义：中脘为胃之募、腑之会穴，足三里为胃之下合穴，故凡呕吐，不论其寒热虚实均可用之；内关为手厥阴心包经之络穴，沟通三焦，功擅理气降逆，又为八脉交会穴，通于阴维脉，取之可畅达三焦气机、和胃降逆止痛；公孙为足太阴脾经之络穴，调理脾胃而止痛，也为八脉交会穴，通于冲脉，与内关相配，可治疗心、胸、胃之病证；梁门、建里可消食导滞。配合应用可治疗饮食积滞型呕吐。

操作：

①用傅氏秘灸开穴药水"打开"穴位，先开中脘、内关、公孙、足三里穴，后开梁门、建里穴。

②将含有保和丸配方的秘灸药粉放置在"打开"的穴位上。

③采用傅氏秘灸特制的配方灸炷施灸，每个穴位换灸 3 次。

### 2. 肝气犯胃证

调理原则：理气降逆，疏肝和胃。

灸材配制：以 49 味中药为基础配方，佐以四逆散加减配制。

选穴：中脘、内关、公孙、足三里、期门、太冲。

方义：在中脘、内关、公孙、足三里的基础上，加期门、太冲穴以疏肝理气，治疗肝气犯胃引起的呕吐。

操作：

①用傅氏秘灸开穴药水"打开"穴位，先开中脘、内关、公孙、足三里穴，后开期门、太冲穴。

②将含有四逆散配方的秘灸药粉放置在"打开"的穴位上。

③采用傅氏秘灸特制的配方灸炷施灸，每个穴位换灸 3 次。

### 3. 脾胃虚弱证

调理原则：温中健脾，和胃降逆。

灸材配制：以 49 味中药为基础配方，佐以香砂六君子丸加减配制。

选穴：中脘、内关、公孙、足三里、神阙、气海、脾俞、胃俞。

方义：在中脘、内关、公孙、足三里的基础上，加神阙、气海、脾俞、胃俞以温中散寒止痛。

操作：

①用傅氏秘灸开穴药水"打开"穴位，先开中脘、内关、公孙、足三里穴，后开神阙、气海、脾俞、胃俞穴。

②将含有香砂六君子丸配方的秘灸药粉放置在"打开"的穴位上。

③采用傅氏秘灸特制的配方灸炷施灸，每个穴位换灸 3 次。

【参考】

本病可见于急慢性胃炎、贲门痉挛、幽门痉挛或梗阻、肝炎、胰腺炎、胆囊炎、神经性呕吐等。

## 三、呃逆

【概述】

呃逆是指胃气上逆动膈，喉间呃呃连声，声短而频，令人不能自制为特征的病证。呃逆可单独偶然发生，亦可作为其他病的兼症，呈连续性或间歇性发作。本病多因寒邪、胃火、气郁、食滞，或脾胃阳虚或胃阴不足，致使胃气上逆、失于和降所致。

【辨证】

### 1. 食积证

证候：呃声洪亮，脘腹胀满，厌食，舌苔厚腻，脉滑实。

证候分析：食积中脘，脾胃运化失常，中焦气机受阻，"胃宜降为和"，胃气不降则上逆而呃声频频、声音洪亮，并见脘腹胀满、厌食等症；苔厚腻、脉滑实为食积之象。

### 2. 气滞证

证候：呃呃连声，胸胁胀痛，烦闷不舒，苔薄，脉弦有力。

证候分析：肝气不舒，横逆犯胃，气机失于通降，因而上逆而呃，胸胁胀痛，烦闷不舒；脉弦有力为肝郁气滞之征。

### 3. 胃寒证

证候：呃声沉缓有力，得热则减，得寒愈甚，胃脘不舒，口中和，舌苔白润，脉迟缓。

证候分析：由于寒邪阻遏，胃失通降，故气上逆而呃声有力；胃气不和，升降失调，则脘闷不舒；寒气得热则易于流通，如两寒相并则益增其势，故得热则减，遇寒更甚；口中和、苔白润、脉迟缓均属胃中有寒之候。

【傅氏秘灸调理】

1. 食积证

调理原则：消食导滞，和胃止呃。

灸材配制：以49味中药为基础配方，佐以保和丸加减配制。

选穴：中脘、内关、公孙、足三里、梁门、建里。

方义：胃居中焦，以通降为顺。中脘为胃之募、腑之会穴，足三里为胃之下合穴，故凡胃脘病证，不论其寒热虚实，均可用之；内关为手厥阴心包经之络穴，沟通三焦，功擅理气降逆，又为八脉交会穴，通于阴维脉，取之可畅达三焦气机、和胃降逆止呃；公孙为足太阴脾经之络穴，调理脾胃而止呃，也为八脉交会穴，通于冲脉，与内关相配可治疗心、胸、胃之病证；梁门、建里可消食导滞。配合应用可治疗饮食积滞型呃逆。

操作：

①用傅氏秘灸开穴药水"打开"穴位，先开中脘、内关、公孙、足三里穴，后开梁门、建里穴。

②将含有保和丸配方的秘灸药粉放置在"打开"的穴位上。

③采用傅氏秘灸特制的配方灸炷施灸，每个穴位换灸3次。

2. 气滞证

调理原则：顺气解郁，降逆止呃。

灸材配制：以49味中药为基础配方，佐以五磨饮子加减配制。

选穴：中脘、内关、公孙、足三里、期门、太冲。

方义：在中脘、内关、公孙、足三里的基础上，加期门、太冲穴以疏肝理气，治疗气滞型呃逆。

操作：

①用傅氏秘灸开穴药水"打开"穴位，先开中脘、内关、公孙、足三里穴，后开期门、太冲穴。

②将含有五磨饮子配方的秘灸药粉放置在"打开"的穴位上。

③采用傅氏秘灸特制的配方灸炷施灸，每个穴位换灸 3 次。

### 3. 胃寒证

调理原则：温中散寒，降逆止呃。

灸材配制：以 49 味中药为基础配方，佐以丁香散加减配制。

选穴：中脘、内关、公孙、足三里、神阙、气海、脾俞、胃俞。

方义：在中脘、内关、公孙、足三里的基础上，加神阙、气海、脾俞、胃俞以温中散寒止呃。

操作：

①用傅氏秘灸开穴药水"打开"穴位，先开中脘、内关、公孙、足三里穴，后开神阙、气海、脾俞、胃俞穴。

②将含有丁香散配方的秘灸药粉放置在"打开"的穴位上。

③采用傅氏秘灸特制的配方灸炷施灸，每个穴位换灸 3 次。

## 四、慢性泄泻

### 【概述】

泄泻是指排便次数增多，大便稀薄或呈水样。本病的主要病位在脾胃与大小肠，但主要是由于湿盛及脾胃运化功能失常所致。临床上根据发病情况及病程长短，有急性泄泻与慢性泄泻之分。急性泄泻多因内伤饮食，外受寒湿，以致传导功能失调，或因夏秋季节感受湿热所引起；慢性泄泻多因脾肾不足，运化失常所致。灸疗多用于慢性泄泻的调理。

### 【辨证】

### 1. 脾虚证

证候：大便溏薄，甚至完谷不化，不思饮食，食后脘闷不舒，面色萎黄，神疲倦怠，舌淡苔白，脉细无力。

证候分析：脾胃虚弱，则脾气不能升发，水谷不化，故大便溏泻，甚至完谷不化；脾虚运化无权，故不思饮食，食后脘闷不舒；久泻不已，脾胃愈弱，生化精微受影响，气血来源不足，因而出现面色萎黄、神疲倦怠；舌淡苔白、脉细无力均属脾胃虚弱之象。

### 2. 肾虚证

证候：每于黎明之前脐下作痛，肠鸣即泻，泻后则安，腹部畏寒，有时作胀，下肢不温，舌淡苔白，脉沉细无力。

证候分析：黎明之前脐下作痛，肠鸣即泻，此为"五更泻"，是由于肾阳不振、命门火衰所致。张景岳认为"阳气未复，阴气极盛，命门火衰，胃关不固而生泄泻"。腹部畏寒，有时作胀，下肢不温，舌淡苔白，脉沉细无力，都是脾肾阳气不足之征。

### 【傅氏秘灸调理】

#### 1. 脾虚证

调理原则：益气化湿，健脾和胃。

灸材配制：以 49 味中药为基础配方，佐以参苓白术散加减配制。

选穴：神阙、天枢、大肠俞、上巨虚、三阴交、脾俞、足三里。

方义：本病病位在肠，以大肠的俞、募、下合穴为主，故取天枢、大肠俞、上巨虚调理肠腑而止泻；神阙居于腹部，内连肠腑，无论哪种类型的泄泻，灸之均可；三阴交健脾利湿、调理肝肾，各种泄泻均可用之；脾俞、足三里可健脾益气、和胃化湿。诸穴合用，标本兼治，泄泻自止。

操作：

①用傅氏秘灸开穴药水"打开"穴位，先开神阙、天枢、大肠俞、上巨虚、三阴交，后开脾俞、足三里。

②将含有参苓白术散配方的秘灸药粉放置在"打开"的穴位上。

③采用傅氏秘灸特制的配方灸炷施灸，每个穴位换灸 3 次。

#### 2. 肾虚证

调理原则：温补脾肾，固本止泻。

灸材配制：以 49 味中药为基础配方，佐以四神丸合理中汤加减配制。

选穴：神阙、天枢、大肠俞、上巨虚、三阴交、肾俞、命门、关元。

方义：在神阙、天枢、大肠俞、上巨虚、三阴交的基础上，加肾俞、命门、关元穴温肾固本，治疗肾虚型泄泻。

操作：

①用傅氏秘灸开穴药水"打开"穴位，先开神阙、天枢、大肠俞、上巨虚、

三阴交穴，后开肾俞、命门、关元穴。

②将含有四神丸合理中汤配方的秘灸药粉放置在"打开"的穴位上。

③采用傅氏秘灸特制的配方灸炷施灸，每个穴位换灸 3 次。

【参考】

本病包括急、慢性肠炎，消化不良，肠道寄生虫病，胰、肝、胆道疾病，内分泌、代谢障碍引起的腹泻，以及神经官能性腹泻等病。

## 五、腹胀

【概述】

腹胀即腹部胀大或胀满不适，是临床常见病证之一。大腹和小腹部分均可能发生胀满。胃居于大腹部，大肠、小肠主要居于小腹部，三者共同完成饮食的储存、消化、吸收和排泄，一旦胃肠功能失调，则易引起腹胀、腹痛、嗳气、呕吐等症状。

【辨证】

1. 实证

证候：脘腹胀满拒按，甚至腹痛，嗳气，口臭，小便黄赤，大便秘结，或有发热、呕吐，舌苔黄厚，脉滑数有力。

证候分析：宿食不化，积滞于胃，则见脘腹胀满，口臭，嗳气，甚至呕吐；积滞于肠则见腹满、腹痛、便秘；宿食为有形之实邪，故满而拒按；发热，小便黄赤，苔黄厚，脉滑数有力，均为阳明实热之象。

2. 虚证

证候：腹胀，时轻时重，喜按，肠鸣便溏，食少身倦，精神不振，小便清白，舌质淡，苔白，脉弱无力。

证候分析：脾胃气虚则运化无权，故见食少，肠鸣，便溏；虚则喜按；运化失职则气血无以化生，故神疲无力。舌质淡、苔白、脉弱均为脾胃气虚之象。

【傅氏秘灸调理】

1. 实证

调理原则：通调腑气，行气导滞。

灸材配制：以 49 味中药为基础配方，佐以厚朴七物汤加减配制。

选穴：中脘、天枢、关元、足三里、内庭、太冲。

方义：中脘在脐上，天枢在脐旁，关元在脐下，且中脘为胃之募穴，又为腑会穴，天枢为大肠募穴，关元为小肠募穴，故不论何种腹胀，均可在局部选用；"肚腹三里留"，足三里与前三穴合用属远近配穴；内庭穴可消食导滞，太冲穴可疏肝理气，配合使用，腹胀自消。

操作：

①用傅氏秘灸开穴药水"打开"穴位，先开中脘、天枢、关元、足三里穴，后开内庭、太冲穴。

②将含有厚朴七物汤配方的秘灸药粉放置在"打开"的穴位上。

③采用傅氏秘灸特制的配方灸炷施灸，每个穴位换灸 3 次。

**2. 虚证**

调理原则：健脾益气，理气消胀。

灸材配制：以 49 味中药为基础配方，佐以四君子汤加减配制。

选穴：中脘、天枢、关元、足三里、脾俞、胃俞。

方义：在中脘、天枢、关元、足三里的基础上加脾俞、胃俞以健脾温中、理气消胀。

操作：

①用傅氏秘灸开穴药水"打开"穴位，先开中脘、天枢、关元、足三里穴，后开脾俞、胃俞穴。

②将含有四君子汤配方的秘灸药粉放置在"打开"的穴位上。

③采用傅氏秘灸特制的配方灸炷施灸，每个穴位换灸 3 次。

【参考】

本病常见于胃下垂、急性胃扩张、肠麻痹、肠梗阻、胃肠神经官能症等。

## 六、便秘

【概述】

便秘是指大便秘结不通，是以排便间隔时间延长或排便困难为特征的一种病证。多由大肠传导功能失常所引起，但与脾胃及肾脏的关系甚为密切。本病在《伤寒论》中有"阳结""阴结"及"脾约"之称，其后又有"风秘""气秘""热秘""寒秘""湿秘"及"热燥""风燥"等说。

【辨证】

1. 实证

证候：便次减少，经常三五日一次或更长时间一次，大便艰涩难下。如属热邪壅结，则兼见身热，烦渴，口臭，脉滑实，苔黄燥；气机郁滞者每见胁腹胀满或疼痛，噫气频作，纳食减少，苔薄腻，脉弦。

证候分析：大肠主传导，如肠胃积热，耗伤津液，或气机郁滞，通降失常，糟粕内停，均可导致便秘。身热烦渴为邪热内盛之象；热伏于内，肠胃之热熏蒸于上，故见口臭；苔黄燥为热已伤津之象；脉滑实为里实之象。情志失和，肝脾之气郁结，气机壅滞，故噫气频作，胁腹胀满或疼痛；脾气不运则纳食减少。苔薄腻、脉弦为肝脾不和、内有积滞之征。

2. 虚证

证候：便秘，排便无力。属气血虚弱者，则兼见面色唇爪㿠白无华，头眩心悸，神疲气怯，舌淡苔薄，脉象虚细等。如属阴寒凝结，可有腹中冷痛，喜热畏寒，舌淡苔白润，脉沉迟。

证候分析：气虚大肠传送无力，血虚津少不得濡润肠道，均可致便秘；阴寒内生，留于肠胃，阴气固结，阳气不运，可使肠道传送无力而便艰。气血虚弱，不能上荣，故面唇㿠白无华，神疲气怯；血虚而心失所养则心悸；头目失养则目眩；爪为肝之外候，阴血不足则指爪无华。阴寒凝结，气机不调，故腹中冷痛；寒为阴邪，得热则舒，故喜热畏寒。舌淡苔薄、脉虚细为气血不足之征；舌淡苔白润、脉沉迟为阳虚内寒之象。

【傅氏秘灸调理】

1. 实证

调理原则：清热润肠，顺气导滞。

灸材配制：以49味中药为基础配方，热邪壅结者佐以麻子仁丸加减配制，气机郁滞者佐以六磨汤加减配制。

选穴：天枢、支沟、水道、归来、丰隆、合谷、内庭、太冲、中脘。

方义：以足阳明、手少阳经穴为主。天枢乃大肠募穴，可疏通大肠腑气，腑气通则大肠传导功能复常。支沟宣通三焦气机，水道、归来、丰隆可调理肠胃、行滞通腑。合谷、内庭可清泻腑热，太冲、中脘可疏调气机以助通便。

操作：

①用傅氏秘灸开穴药水"打开"穴位，先开天枢、支沟、水道、归来、丰隆穴，后开合谷、内庭、太冲、中脘穴。

②将含有麻子仁丸配方的秘灸药粉放置在"打开"的穴位上。

③采用傅氏秘灸特制的配方灸炷施灸，每个穴位换灸 3 次。

### 2. 虚证

调理原则：补益气血，温阳通便。

灸材配制：以 49 味中药为基础配方，佐以黄芪汤加减配制。

选穴：天枢、支沟、水道、归来、丰隆、脾俞、气海、神阙、关元。

方义：在天枢、支沟、水道、归来、丰隆的基础上加脾俞、气海、神阙、关元建运脾气、通阳散寒，推动大肠传导功能。

操作：

①用傅氏秘灸开穴药水"打开"穴位，先开天枢、支沟、水道、归来、丰隆穴，后开脾俞、气海、神阙、关元穴。

②将含有黄芪汤配方的秘灸药粉放置在"打开"的穴位上。

③采用傅氏秘灸特制的配方灸炷施灸，每个穴位换灸 3 次。

# 第三节  颈椎病、腰痛调理

## 一、颈椎病

### 【概述】

颈椎病是由于颈椎间盘退行性变、骨质增生以及周围纤维组织的损害、钙化，压迫神经根、血管及脊髓所引起的一种综合征。中医学认为颈椎病的发生是由风寒侵袭颈部筋脉、颈部长期劳累以及颈部损伤引起血脉阻滞不通所致。

颈椎病多发于 40 岁以上伏案工作者，常有落枕病史。

## 【辨证】

证候：反复落枕，颈肩部疼痛麻木，常向一侧或双侧上肢放射，常波及手指，颈部僵硬，头颈㖞斜，颈肌痉挛，活动受限，可伴头晕、耳鸣、视物模糊及感觉功能异常等症。

证候分析：骨质退化易引起反复落枕、颈肩部不适；外伤闪挫、风寒侵袭可致经脉阻滞不通而引起疼痛，气血运行不畅而引起麻木；风寒束表则颈部僵硬、颈肌痉挛，气血不能上行于头则头晕、耳鸣、视物模糊。

## 【傅氏秘灸调理】

调理原则：行气活血，舒筋止痛。

灸材配制：以 49 味中药为基础配方，佐以舒筋活血方加减配制。

选穴：颈夹脊、大椎、风池、肩井、曲池、合谷。

方义：颈夹脊、大椎、风池、肩井为近部取穴，灸之可温经散寒、祛风通经；曲池、合谷为远端取穴，远近配合治疗颈肩部伴随上肢症状的病变。

操作：

①用傅氏秘灸开穴药水"打开"穴位，先开颈夹脊、大椎、风池、肩井穴，后开曲池、合谷穴。

②将含有舒筋活血方配方的秘灸药粉放置在"打开"的穴位上。

③采用傅氏秘灸特制的配方灸炷施灸，每个穴位换灸 3 次。

## 【参考】

本病相当于西医学的颈型颈椎病、神经根型颈椎病、椎动脉型颈椎病、脊髓型颈椎病等。

## 二、腰痛

## 【概述】

腰痛是指以腰部疼痛为主要症状的一种病证。腰为肾之府，腰痛和肾的关系至为密切。

临床中，许多疾病都可引起腰痛，《杂病源流犀烛》云："腰痛，精气虚而邪客病也……肾虚其本也。风寒湿热痰饮，气滞血瘀闪挫，其标也。或从标，或从本，贵无失其宜而已。"说明发生腰痛的关键在于肾虚，肾虚则容易感邪，而邪恋日久亦易伤肾。外感寒湿、内伤肾气以及外伤闪挫所引起的腰痛为常见。

【辨证】

### 1. 感受寒湿

证候：多发于感受寒湿之邪以后，腰背重痛，不能俯仰，或痛连臀部下肢，患部肌肉拘急，常觉寒冷，每遇阴雨天则加重。舌苔白腻，脉沉弱或沉迟。

证候分析：寒湿黏滞，留而不去，阻塞经络，气血不畅，故腰部冷痛而重，转侧不利；受阴雨天气影响，气血更加郁滞，是以痛剧；苔白腻、脉沉弱或沉迟都是寒湿停聚之象。

### 2. 肾气虚损

证候：起病缓慢，腰痛以酸楚为主，日久不愈，精神倦怠，膝软无力，遇劳则加剧，卧床休息后可以缓解。偏于阳虚者，兼见少腹拘急，面色㿠白，口中和，手足不温，脉沉细或沉迟，舌质淡；偏于阴虚者，则兼见心烦失眠，口燥咽干，面色潮红，五心烦热，脉细弱或细数，舌质红少苔。

证候分析：腰为肾府，肾主骨髓，肾精亏虚，骨髓不充，故腰背酸楚，膝软无力；劳则耗伤精气，是以痛甚；卧则气静，是以痛减。肾阳虚则不能温煦腰腹、四肢，故少腹拘急，四肢不温；面色㿠白，口中和，脉沉细或沉迟，舌质淡，均为阳虚之象。阴虚则肾水不能上济心火，故心烦失眠；阴虚则生内热，故面色潮红，五心烦热；口燥咽干，脉细弱或细数，舌红少苔，为阴虚或阴虚内热之象。

### 3. 外伤闪挫

证候：有腰部扭伤史，腰脊强痛，一般痛处固定不移，手按或转侧时疼痛更甚，舌质淡红或紫暗，脉弦或涩。

证候分析：筋脉扭伤，气血不能畅通，瘀血阻于经脉，故腰痛剧作，痛有定处，按之则痛甚；弦脉主痛证；舌质紫暗、脉涩为血瘀之象。

【傅氏秘灸调理】

### 1. 感受寒湿

调理原则：祛寒行湿，温经通络。

灸材配制：以 49 味中药为基础配方，佐以甘姜苓术汤加减配制。

选穴：委中、肾俞、大肠俞、大椎。

方义：以足太阳膀胱经腧穴为主。"腰背委中求"，委中可疏调腰背部经脉气血；腰为肾之府，肾俞可壮腰益肾；大肠俞可疏通局部经脉气血而通经止痛；大椎穴温阳散寒。配合应用可治疗寒湿腰痛。

操作：

①用傅氏秘灸开穴药水"打开"穴位，先开委中、肾俞、大肠俞，后开大椎穴。

②将含有甘姜苓术汤配方的秘灸药粉放置在"打开"的穴位上。

③采用傅氏秘灸特制的配方灸炷施灸，每个穴位换灸3次。

### 2. 肾气虚损

调理原则：补肾固腰。

灸材配制：以49味中药为基础配方，偏阳虚者佐以右归丸加减配制，偏阴虚者佐以左归丸加减配制。

选穴：委中、肾俞、大肠俞、命门。

方义：在委中、肾俞、大肠俞的基础上加命门，以补益命门之火，益肾壮腰，可治疗肾虚腰痛。

操作：

①用傅氏秘灸开穴药水"打开"穴位，先开委中、肾俞、大肠俞，后开命门穴。

②将含有右归丸或左归丸配方的秘灸药粉放置在"打开"的穴位上。

③采用傅氏秘灸特制的配方灸炷施灸，每个穴位换灸3次。

### 3. 外伤闪挫

调理原则：活血化瘀，理气止痛。

灸材配制：以49味中药为基础配方，佐以活络效灵丹加减配制。

选穴：委中、肾俞、大肠俞、膈俞。

方义：在委中、肾俞、大肠俞的基础上加膈俞，以活血化瘀，可治疗外伤闪挫、瘀血阻滞引起的腰痛。

操作：

①用傅氏秘灸开穴药水"打开"穴位，先开委中、肾俞、大肠俞，后开膈俞穴。

②将含有活络效灵丹配方的秘灸药粉放置在"打开"的穴位上。

③采用傅氏秘灸特制的配方灸炷施灸，每个穴位换灸 3 次。

【参考】

本病可见于肾脏疾病、风湿病、类风湿病、腰椎间盘突出症、腰椎肥大、腰肌劳损及外伤等。

# 第四节　头痛、失眠调理

## 一、头痛

【概述】

头痛是病人的一种常见的自觉症状，可以单独出现，亦可见于多种急慢性疾病中。

头为诸阳之会，五脏六腑之气血皆上汇于此。凡外感或内伤皆可引起头部气血不和、经气阻滞而导致头痛。外感头痛多由风袭经络引起，即"伤于风者，上先受之"；内伤头痛多由肝阳上亢、气血两虚、痰浊瘀血阻滞经络所致。

【辨证】

### 1. 风邪侵袭证

证候：头痛时作，遇风则发，痛连项背，痛势剧烈，如锥如刺，痛有定处，脉弦，舌苔薄白。本病亦称"头风"。

证候分析：风袭头部，邪气阻滞经络，经气不通，不通则痛；邪气盛，故痛剧如锥如刺；风为阳邪，每易侵袭人体上部，故痛连项背；气滞可引起血瘀，故痛有定处；脉弦、苔薄白为风邪侵袭之象。

### 2. 肝阳上亢证

证候：头痛目眩，尤以头之两侧为重，烦躁易怒，面赤口苦，脉弦而数，舌质红而苔黄。

证候分析：肝阳上亢，上扰清窍，故头痛目眩；肝胆相表里，肝阳亢逆必影响胆腑，胆经郁热则口苦；胆经行于头侧，故头两侧痛甚；面赤、脉弦数、舌红苔黄均为肝胆热盛之象。

### 3. 气血两虚证

证候：痛势绵绵，头晕目眩，神疲乏力，面色不华，喜暖畏冷，每因疲劳或用脑过度则加重，脉细弱，舌质淡，苔薄白。

证候分析：气虚则清阳不升，浊阴不降，清窍不利，故头痛绵绵；劳则气伤，故劳累时加重；阳气不布则体倦乏力，喜暖畏冷；血虚不能上营于头面，故面色不华，头晕目眩。脉细弱、舌质淡、苔薄白为气血两虚之象。

在临床上还可根据头痛部位辨别病患所在的经络。如痛在后头部的，与太阳经有关；痛在前额、眉棱骨部的，与阳明经有关；痛在两额角或偏一侧的，与少阳经有关；痛在巅顶部的，与厥阴经有关。

## 【傅氏秘灸调理】

### 1. 风邪侵袭证

调理原则：祛风散寒。

灸材配制：以 49 味中药为基础配方，佐以荆防败毒散加减配制。

选穴：百会、太阳、风池、合谷、大椎。

方义：百会位于巅顶，太阳可散风通络，两穴相配可通络止痛；风池为足少阳与阳维脉交会穴，可祛风止痛；合谷可通经止痛；大椎可温阳散寒。诸穴配伍，共奏散寒通络止痛之功。

操作：

①用傅氏秘灸开穴药水"打开"穴位，先开百会、太阳、风池、合谷穴，后开大椎穴。

②将含有荆防败毒散配方的秘灸药粉放置在"打开"的穴位上。

③采用傅氏秘灸特制的配方灸炷施灸，每个穴位换灸 3 次。

### 2. 肝阳上亢证

调理原则：平肝潜阳。

灸材配制：以 49 味中药为基础配方，佐以天麻钩藤饮加减配制。

选穴：百会、太阳、风池、合谷、太冲、太溪。

方义：在百会、太阳、风池、合谷的基础上加太冲、太溪以平肝潜阳止痛。

操作：

①用傅氏秘灸开穴药水"打开"穴位，先开百会、太阳、风池、合谷穴，后

开太冲、太溪穴。

②将含有天麻钩藤饮配方的秘灸药粉放置在"打开"的穴位上。

③采用傅氏秘灸特制的配方灸炷施灸，每个穴位换灸 3 次。

### 3. 气血两虚证

调理原则：补益气血。

灸材配制：以 49 味中药为基础配方，佐以八珍汤加减配制。

选穴：百会、太阳、风池、合谷、气海、关元。

方义：在百会、太阳、风池、合谷的基础上加气海、关元益气养血、补虚止痛。

操作：

①用傅氏秘灸开穴药水"打开"穴位，先开百会、太阳、风池、合谷穴，后开气海、关元穴。

②将含有八珍汤配方的秘灸药粉放置在"打开"的穴位上。

③采用傅氏秘灸特制的配方灸炷施灸，每个穴位换灸 3 次。

【参考】

头痛可见于西医学的感染性疾病、高血压、颅内肿瘤、三叉神经痛、偏头痛、神经官能症等疾病。

## 二、失眠

【概述】

失眠是以经常不能获得正常睡眠为特征的一种病证，在古代文献中又称为"不寐""不得寐"或者"不得卧"。失眠的表现不一，有初就寝即难以入寐，有寐而易醒，醒后不能再寐；亦有时寐时醒，寐而不实，甚至整夜不能入寐，等等。

失眠既可单独出现，也常兼见头晕、头痛、心悸、健忘以及精神异常等症状。

【辨证】

### 1. 心脾两虚证

证候：难以入睡，多梦易醒，心悸健忘，体倦神疲，饮食无味，面色少华，舌淡苔薄，脉细弱。

证候分析：由于心脾亏损，血少神不守舍，故多梦易醒、健忘心悸；血不上荣，故面色少华而舌色淡；脾失健运则饮食无味；生化之源不足，血少气衰，故体倦神疲而脉见细弱。

### 2. 阴虚证

证候：心烦不眠，头晕耳鸣，口干少津，五心烦热，舌质红，脉细数。或有梦遗、健忘、心悸、腰酸等症。

证候分析：肾水不足，心火独亢，故心烦不寐、健忘、心悸、梦遗、腰酸；口干津少，五心烦热，舌红，脉细数，均为阴亏于下、虚火上炎之征；肾阴不足，相火易动，故见头晕耳鸣等症。

### 3. 肝郁化火证

证候：性情急躁，多梦易惊，兼有头痛、胁肋胀痛、口苦、脉弦等症。

证候分析：肝火上炎，扰动心神，故多梦易惊；肝火上攻头目，故头痛；肝气郁结，不得疏泄，久而化火，故性情急躁；肝火夹胆气上溢，故见口苦；火郁肝经，故胁肋胀痛；脉弦为肝火之象。

### 4. 胃中不和证

证候：失眠，脘闷嗳气，胀痛不舒，或大便不爽，苔腻脉滑。

证候分析：脾胃运化失常，食滞于中，升降之道受阻，故脘闷嗳气，胀痛不舒，大便不爽，因而影响睡眠；宿滞内停，积湿生痰，故舌苔腻，脉见滑象。

### 5. 心虚胆怯证

证候：心悸多梦，时易惊醒，易惊易恐，气短胆怯，舌质偏淡，苔薄，脉弦细。

证候分析：心虚则神不安，胆怯则易惊易恐，故心悸多梦、易惊醒；心胆气虚，故气短胆怯；舌质偏淡、脉弦细为气血不足之象。

### 【傅氏秘灸调理】

### 1. 心脾两虚证

调理原则：补养心脾，以生气血。

灸材配制：以 49 味中药为基础配方，佐以归脾汤加减配制。

选穴：神门、内关、百会、安眠、心俞、脾俞、三阴交。

方义：失眠的主要原因是心神不宁，故治疗首选心经原穴神门、心包经络穴内关宁心安神；百会穴位于巅顶，入络于脑，可清头目、宁神志；安眠为治疗失眠的经验效穴；心俞、脾俞、三阴交可补益心脾、益气养血。

操作：

①用傅氏秘灸开穴药水"打开"穴位，先开神门、内关、百会、安眠穴，后开心俞、脾俞、三阴交。

②将含有归脾汤配方的秘灸药粉放置在"打开"的穴位上。

③采用傅氏秘灸特制的配方灸炷施灸，每个穴位换灸 3 次。

### 2. 阴虚证

调理原则：滋补肾阴，清心降火。

灸材配制：以 49 味中药为基础配方，佐以天王补心丹加减配制。

选穴：神门、内关、百会、安眠、太溪、太冲、涌泉。

方义：在神门、内关、百会、安眠的基础上加太溪、太冲、涌泉以滋阴降火、宁心安神。

操作：

①用傅氏秘灸开穴药水"打开"穴位，先开神门、内关、百会、安眠穴，后开太溪、太冲、涌泉穴。

②将含有天王补心丹配方的秘灸药粉放置在"打开"的穴位上。

③采用傅氏秘灸特制的配方灸炷施灸，每个穴位换灸 3 次。

### 3. 肝郁化火证

调理原则：疏肝泄热，佐以安神。

灸材配制：以 49 味中药为基础配方，佐以龙胆泻肝汤加减配制。

选穴：神门、内关、百会、安眠、行间、太冲、风池。

方义：在神门、内关、百会、安眠的基础上加行间、太冲、风池以疏肝解郁、平肝降火。

操作：

①用傅氏秘灸开穴药水"打开"穴位，先开神门、内关、百会、安眠穴，后开行间、太冲、风池穴。

②将含有龙胆泻肝汤配方的秘灸药粉放置在"打开"的穴位上。

③采用傅氏秘灸特制的配方灸炷施灸，每个穴位换灸 3 次。

### 4. 胃气不和证

调理原则：和胃消导，化痰清热。

灸材配制：以 49 味中药为基础配方，佐以保和丸合半夏秫米汤加减配制。

选穴：神门、内关、百会、安眠、中脘、丰隆、内庭。

方义：在神门、内关、百会、安眠的基础上加中脘、丰隆、内庭以清热化痰、和胃安神。

操作：

①用傅氏秘灸开穴药水"打开"穴位，先开神门、内关、百会、安眠穴，后开中脘、丰隆、内庭穴。

②将含有保和丸合半夏秫米汤配方的秘灸药粉放置在"打开"的穴位上。

③采用傅氏秘灸特制的配方灸炷施灸，每个穴位换灸 3 次。

**5. 心虚胆怯证**

调理原则：益气镇惊，安神定志。

灸材配制：以 49 味中药为基础配方，佐以安神定志丸加减配制。

选穴：神门、内关、百会、安眠、心俞、胆俞、丘墟。

方义：在神门、内关、百会、安眠的基础上加心俞、胆俞、丘墟以补心壮胆、安神定志。

操作：

①用傅氏秘灸开穴药水"打开"穴位，先开神门、内关、百会、安眠穴，后开心俞、胆俞、丘墟穴。

②将含有安神定志丸配方的秘灸药粉放置在"打开"的穴位上。

③采用傅氏秘灸特制的配方灸炷施灸，每个穴位换灸 3 次。

# 第五节　其他疾病调理

## 一、感冒

### 【概述】

感冒主要是由多种病毒引起的呼吸道传染病，临床表现以喷嚏、鼻塞、流涕、咽喉痒痛、咳嗽等上呼吸道局部症状较显著，全身症状较轻。由于四季气候的变化和病邪的不同，或由于体质的差异，在证候表现上有风寒、风热两大类。

【辨证】

1. 风寒证

证候：恶寒发热，无汗，头痛，四肢酸痛，鼻塞，流清涕，喉痒，咳嗽声重，痰多清稀，舌苔薄白，脉浮紧。

证候分析：风寒之邪束于肌表，肺气不宣，上窍不利，故见鼻塞、流清涕；风寒客于皮毛，寒为阴邪，最易伤阳，卫阳被郁，故见恶寒、发热、无汗、头痛，甚则四肢酸痛等表证；舌苔薄白、脉浮紧为风寒侵袭肺卫之征。

2. 风热证

证候：发热汗出，微恶风，头痛且胀，咳嗽咯痰黄稠，咽部发红或痛，渴欲饮水，苔薄白或微黄，脉浮数。

证候分析：风热之邪多从口鼻而入，首先犯肺。风为阳邪，其性疏泄，风热相搏，故见发热，微恶风，汗出；风热上干头部，故头痛且胀；肺失清肃，故咳嗽咯痰稠黄；风热熏蒸于清道，故咽红或痛，渴欲饮水。苔薄白微黄、脉浮数为风热侵袭肺卫之征。

【傅氏秘灸调理】

1. 风寒证

调理原则：疏风解表，宣散风寒。

灸材配制：以49味中药为基础配方，佐以荆防败毒散加减配制。

选穴：风池、大椎、列缺、合谷、外关、风门、肺俞。

方义：风池、大椎、外关疏风祛邪解表；合谷祛风，列缺止咳，二穴相配乃原络配穴之法，可加强宣肺解表作用；风门、肺俞祛风散寒，配合应用可治疗感冒风寒证。

操作：

①用傅氏秘灸开穴药水"打开"穴位，先开风池、大椎、外关、列缺、合谷穴，后开风门、肺俞穴。

②将含有荆防败毒散配方的秘灸药粉放置在"打开"的穴位上。

③采用傅氏秘灸特制的配方灸炷施灸，每个穴位换灸3次。

## 2. 风热证

调理原则：疏风解热。

灸材配制：以 49 味中药为基础配方，佐以银翘散加减配制。

选穴：风池、大椎、列缺、合谷、外关。

方义：在风池、大椎、列缺、合谷、外关的基础上加曲池、尺泽疏散风热，治疗风热感冒。

操作：

①用傅氏秘灸开穴药水"打开"穴位，先开风池、大椎、列缺、合谷、外关穴，后开曲池、尺泽穴。

②将含有银翘散配方的秘灸药粉放置在"打开"的穴位上。

③采用傅氏秘灸特制的配方灸炷施灸，每个穴位换灸 3 次。

## 【参考】

本病包括由病毒和细菌感染引起的上呼吸道炎症、流行性感冒等。本病与某些传染病早期症状相似，应加以鉴别。

## 二、咳嗽

## 【概述】

咳嗽是肺系疾患的主要证候之一。《素问·咳论》云："五气所病……肺为咳。"又云："五脏六腑皆令人咳，非独肺也。"明确地阐明了咳嗽的发病原因有外邪侵袭，肺气不得宣扬，因而发生咳嗽；也可由肺脏的病变，或其他脏腑有病影响肺脏所致。

## 【辨证】

### 1. 外感咳嗽

（1）风寒证

证候：咳嗽喉痒，痰液稀薄色白，恶寒发热，无汗，头痛，鼻塞流涕，舌苔薄白，脉浮。

证候分析：咳嗽喉痒，痰液稀薄色白，鼻塞流涕，为风寒犯肺，郁于气道，肺气不能宣畅所致；头痛，恶寒发热，无汗，为风寒兼伤皮毛，外束肌腠，寒主闭塞之故；舌苔薄白、脉浮主邪在肺在表。

（2）风热证

证候：咳痰黄稠，咳而不爽，口渴咽痛，身热，或见头痛、恶风、有汗等表证，舌苔薄黄，脉浮数。

证候分析：风热犯肺，肺失清肃，热熬津液为痰，故咳痰黄稠，咳而不爽；肺热伤津，故口渴咽痛；邪客皮毛，正邪相争，故兼有头痛、恶风、有汗、身热等表证；舌苔薄黄、脉浮数为风热在肺在表之象。

## 2. 内伤咳嗽

（1）痰浊阻肺证

证候：咳嗽多痰，痰白而黏，胸脘痞闷，胃纳减少，舌苔白腻，脉滑。

证候分析："脾为生痰之源，肺为贮痰之器"，脾失健运，水湿不化，聚湿为痰，痰浊上渍于肺，阻碍肺气，失于肃降，故咳嗽多痰，咯痰白黏；水湿不化，内停中焦，气机不畅，故胸脘痞闷，胃纳减少；痰湿内阻，故舌苔白腻，脉滑。

（2）肺燥阴虚证

证候：干咳无痰或痰少，不易咯出，鼻燥咽干或咽痛，或痰中带有血丝甚至咯血，潮热，颧红，舌红苔薄，脉细数。

证候分析：燥胜则干，易伤津液，故燥邪伤肺，肺失清肃，可见干咳、无痰或痰少、不易咯出、鼻燥咽干而痛等症；燥伤肺络，故痰中带有血丝或咯血；肺阴不足，虚热内生，故见潮热、颧红。舌红苔薄、脉细数为肺燥阴虚之象。

## 【傅氏秘灸调理】

### 1. 外感咳嗽

调理原则：宣肺解表。

灸材配制：以49味中药为基础配方，佐以三拗汤合止嗽散加减配制。

选穴：肺俞、中府、列缺、太渊、风门、合谷。

方义：以手太阴肺经腧穴和肺的俞、募穴为主。咳嗽病变在肺，按俞募配穴法取肺俞、中府调理肺脏功能、宣肺化痰；列缺为手太阴络穴，可宣通肺气；太渊为肺经原穴，可宣肺止咳；风门、合谷可祛风宣肺。诸穴合用，可收祛风解表、宣肺止咳之功。

操作：

①用傅氏秘灸开穴药水"打开"穴位，先开肺俞、中府、列缺、太渊穴，后开风门、合谷穴。

②将含有三拗汤合止嗽散配方的秘灸药粉放置在"打开"的穴位上。

③采用傅氏秘灸特制的配方灸炷施灸，每个穴位换灸3次。

### 2. 内伤咳嗽

（1）痰浊阻肺证

调理原则：健脾化痰。

灸材配制：以49味中药为基础配方，佐以二陈汤合平胃散加减配制。

选穴：肺俞、中府、列缺、太渊、足三里、丰隆。

方义：在肺俞、中府、列缺、太渊的基础上加足三里、丰隆健脾化痰止咳。

操作：

①用傅氏秘灸开穴药水"打开"穴位，先开肺俞、中府、列缺、太渊穴，后开足三里、丰隆穴。

②将含有二陈汤合平胃散配方的秘灸药粉放置在"打开"的穴位上。

③采用傅氏秘灸特制的配方灸炷施灸，每个穴位换灸3次。

（2）肺燥阴虚证

调理原则：益阴润燥，清肃肺气。

灸材配制：以49味中药为基础配方，佐以沙参麦冬汤加减配制。

选穴：肺俞、中府、列缺、太渊、太溪、照海。

方义：在肺俞、中府、列缺、太渊的基础上加太溪、照海润燥止咳。

操作：

①用傅氏秘灸开穴药水"打开"穴位，先开肺俞、中府、列缺、太渊穴，后开太溪、照海穴。

②将含有沙参麦冬汤配方的秘灸药粉放置在"打开"的穴位上。

③采用傅氏秘灸特制的配方灸炷施灸，每个穴位换灸3次。

### 【参考】

本病多见于西医学的感冒以及急慢性支气管炎、肺炎、支气管扩张、肺结核等疾病。

## 三、鼻渊

### 【概述】

鼻渊，是以鼻流浊涕、如泉下渗、量多不止为主要特征的鼻病，常伴头痛、鼻塞、嗅觉减退等，久则虚眩不已。鼻渊是鼻科常见病，多由风寒袭肺，肺经郁热，邪热上扰所致。

### 【辨证】

证候：鼻塞不闻香臭，时流浊涕，色黄腥秽，或兼有咳嗽，头额隐痛，脉数，舌红，苔薄白而腻。

证候分析：热郁于肺，失于宣降，热邪上壅于鼻，则鼻塞；热邪灼津为痰为涕，故时流浊涕，色黄腥秽；肺气不降，故上逆为咳；肺胃热盛，上扰清窍，则头额胀痛。舌红脉数均为肺热之象。

### 【傅氏秘灸调理】

调理原则：宣肺祛风、清热通窍。

灸材配制：以 49 味中药为基础配方，佐以疏风清热汤加减配制。

选穴：迎香、印堂、上星、风池、合谷、列缺。

方义：迎香为手阳明大肠经穴，为治疗鼻塞不通、不闻香臭之有效穴；上星为督脉经穴，印堂为奇穴，近于鼻部，两穴取之可醒脑清热开鼻窍；风池为足少阳与阳维脉之交会穴，取之可解表祛风，为治头面五官病之要穴；合谷、列缺宣肺清热、祛风通络。诸穴配合应用，鼻渊自止。

操作：

①用傅氏秘灸开穴药水"打开"穴位，先开迎香、印堂、上星、风池穴，后开合谷、列缺穴。

②将含有疏风清热汤配方的秘灸药粉放置在"打开"的穴位上。

③采用傅氏秘灸特制的配方灸炷施灸，每个穴位换灸 3 次。

### 【参考】

本病相当于慢性鼻炎及慢性副鼻窦炎等病。

## 四、哮喘

### 【概述】

哮喘是一种常见的反复发作性疾患，其基本原因为痰饮内伏，每以外感或其他诱因而发。本病涉及的范围比较广泛，概括说来，皆为气机升降出入失其常度所致，一般可分为虚、实两类。

### 【辨证】

#### 1. 实证

（1）风寒证

证候：喘咳痰稀，气急，初起多兼恶寒发热、头痛、无汗等症，口不渴，舌苔白，脉浮而紧。

证候分析：肺主呼吸，外合皮毛，风寒先犯皮毛，内合于肺，邪实气壅，肺气不宣，故喘咳痰稀、气急；邪气外束，气窍闭塞，故恶寒发热、头痛、无汗；风寒尚未化热，故口不渴。舌苔白、脉浮而紧为邪在肺卫、风寒外束之征。

（2）痰热证

证候：呼吸急促，声高气粗，咳痰黄稠，胸闷，烦热口干，舌苔黄厚或腻，脉滑数。

证候分析：湿痰化热，或痰火素盛，内壅于肺，阻塞气道，肺气升降不利，故呼吸急促，声重气粗，咳痰黄稠；痰气交阻于肺，胸为肺府，故胸闷；火热熏蒸，故烦热口干。舌苔黄厚腻、脉滑数皆为痰热之征。

#### 2. 虚证

（1）肺虚证

证候：喘促短气，语言无力，咳声低弱，动则汗出，舌质淡，脉虚弱。

证候分析：肺主气，肺虚则气无所主，故短气而喘，语言无力，咳声低弱；肺气虚弱，卫外不固，故动则汗出。舌质淡、脉虚弱为肺气虚弱之征。

（2）肾虚证

证候：喘促日久，动则气喘，张口抬肩，气短不续，形疲神惫，汗出，形寒肢冷，舌质淡，脉沉细。

证候分析：喘促日久，累及肾脏，肾为气之根，下元不固，不能纳气，故动则气喘，张口抬肩，气不得续；紧虚根本不固，病延日久，则形疲神惫；肾阳既衰，卫阳不固，故汗出；阳气不能温养于外，故形寒肢冷。舌质淡、脉沉细均为阳气衰弱之征。

**【傅氏秘灸调理】**

**1. 实证**

（1）风寒证

调理原则：疏风散寒平喘。

灸材配制：以 49 味中药为基础配方，佐以麻黄汤加减配制。

选穴：肺俞、中府、天突、膻中、孔最、定喘、丰隆、风门、太渊。

方义：以手太阴肺经腧穴和肺的俞募穴肺俞、中府为主，调理肺脏功能，止咳平喘；天突降逆顺气，祛痰利肺；膻中为气之会穴，宽胸理气，舒展气机；孔最为肺经郄穴，主急性发作性疾病，可肃肺化痰、降逆平喘；定喘为经验效穴；丰隆为豁痰要穴；风门、太渊疏风散寒、宣肺平喘。诸穴合用可治风寒哮喘。

操作：

①用傅氏秘灸开穴药水"打开"穴位，先开肺俞、中府、天突、膻中、孔最、定喘、丰隆穴，后开风门、太渊穴。

②将含有麻黄汤配方的秘灸药粉放置在"打开"的穴位上。

③采用傅氏秘灸特制的配方灸炷施灸，每个穴位换灸 3 次。

（2）痰热证

调理原则：化痰降逆，清肺平喘。

灸材配制：以 49 味中药为基础配方，佐以桑白皮汤加减配制。

选穴：肺俞、中府、天突、膻中、孔最、定喘、丰隆、大椎、曲池、太白。

方义：在肺俞、中府、天突、膻中、孔最、定喘、丰隆的基础上加大椎、曲池和太白穴，功能清热化痰。诸穴合用可化痰降逆、清肺平喘。

操作：

①用傅氏秘灸开穴药水"打开"穴位，先开肺俞、中府、天突、膻中、孔最、定喘、丰隆穴，后开大椎、曲池、太白穴。

②将含有桑白皮汤配方的秘灸药粉放置在"打开"的穴位上。

③采用傅氏秘灸特制的配方灸炷施灸，每个穴位换灸 3 次。

**2. 虚证**

（1）肺虚证

调理原则：补益肺气。

灸材配制：以 49 味中药为基础配方，佐以补肺汤加减配制。

选穴：肺俞、中府、天突、膻中、孔最、定喘、丰隆、脾俞、足三里。

方义：在肺俞、中府、天突、膻中、孔最、定喘、丰隆的基础上加脾俞、足三里培土生金。诸穴合用，共奏补肺平喘之功。

操作：

①用傅氏秘灸开穴药水"打开"穴位，先开肺俞、中府、天突、膻中、孔最、定喘、丰隆穴，后开脾俞、足三里穴。

②将含有补肺汤配方的秘灸药粉放置在"打开"的穴位上。

③采用傅氏秘灸特制的配方灸炷施灸，每个穴位换灸 3 次。

（2）肾虚证

调理原则：补肾纳气。

灸材配制：以 49 味中药为基础配方，佐以金匮肾气丸加减配制。

选穴：肺俞、中府、天突、膻中、孔最、定喘、丰隆、肾俞、关元、太溪。

方义：在肺俞、中府、天突、膻中、孔最、定喘、丰隆的基础上加肾俞、关元、太溪滋肾益肺。诸穴合用，共奏补肾纳气平喘之功。

操作：

①用傅氏秘灸开穴药水"打开"穴位，先开肺俞、中府、天突、膻中、孔最、定喘、丰隆穴，后开肾俞、关元、太溪穴。

②将含有金匮肾气丸配方的秘灸药粉放置在"打开"的穴位上。

③采用傅氏秘灸特制的配方灸炷施灸，每个穴位换灸 3 次。

**【参考】**

本病包括支气管哮喘、喘息性慢性支气管炎、阻塞性肺气肿以及其他疾病所导致的呼吸困难。但对症状性呼吸困难应考虑综合处理。

## 五、心悸、怔忡

### 【概述】

心悸、怔忡是以病人心中悸动，惊慌不安，甚则不能自主为特征的一种病证。心跳悸动不安，时发时止，病情较轻者，称为心悸；心跳悸动不安，动无休止，不能自主，病情深重者，称为怔忡。

心悸与怔忡在程度上有轻重之别，发病情况亦有差异，心悸多由一时惊恐劳倦引起，全身情况较好，其症浅暂；怔忡每由内伤日久而成，外无所惊，自觉心中惕惕，稍劳即发，全身情况较差，其病较为深重。心悸日久亦可以发展为怔忡。

### 【辨证】

#### 1. 心神不宁证

证候：心悸，善惊易恐，烦躁不宁，多梦易醒，纳呆，舌苔薄白，脉略数；如兼有痰热，则舌苔黄腻，脉象滑数。

证候分析：惊则气乱，恐则气下，心神不能自主，故见心悸，善惊易恐，多梦易醒，烦躁不宁；苔薄白、脉略数为心神不宁之征。

#### 2. 气血不足证

证候：心悸不安，面色不华，头晕目眩，气短乏力，舌淡有齿痕，脉象细弱或结代。

证候分析：气血虚不能养心，故心悸；气血不能上荣于面，故面色少华；气血不能上营于脑则眩晕；舌为心之苗，心主血脉，血不足，故舌质淡，有齿痕，脉见细弱或结代。

#### 3. 阴虚火旺证

证候：心悸不安，心烦少寐，头昏目眩，耳鸣，舌质红少苔，细数。

证候分析：肾阴不足，水不济火，以致心火内动，扰乱心神，故心悸而烦，不得安眠；阴虚于下，阳盛于上，则眩晕、耳鸣。舌红少苔、脉细数均为阴虚阳亢之征。

#### 4. 水饮内停证

证候：心悸头昏，咳吐痰涎，胸脘痞满，神疲乏力，肢冷形寒，舌苔白，脉弦滑。脾肾阳虚者兼见小便短少，渴不欲饮，舌苔白滑，脉象沉弦或急促。

证候分析：水湿不化，聚而成饮，饮邪上迫，使心阳被抑，故心悸；阳气不达于四肢则形寒肢冷而乏力；舌苔白、脉弦滑为水饮之象。脾肾阳虚则气化不利，故小便短少，渴不欲饮；舌苔白而水滑、脉沉弦为脾肾阳虚、水饮内停之象；脉来急促为心阳衰微之征。

### 5. 瘀血阻络证

证候：心悸不安，胸闷不舒，心痛时作，或唇甲青紫，舌质紫暗或有瘀斑，脉涩或结代。

证候分析：心主血脉，心脉瘀阻，心失所养，故心悸不安；血瘀气滞，心阳被抑，则胸闷不舒；心络挛急，则心痛时作；脉络瘀阻，故见唇甲青紫。舌质紫暗或有瘀斑，脉涩或结代，皆为瘀血蓄积、心阳阻遏之征。

### 【傅氏秘灸调理】

#### 1. 心神不宁证

调理原则：镇惊定志，宁心安神。

灸材配制：以 49 味中药为基础配方，佐以安神定志丸加减配制。

选穴：神门、心俞、巨阙、内关、通里、丘墟。

方义：取心经原穴神门及心俞为主，配合心之募穴巨阙，心包经络穴内关；加通里、丘墟宁心壮胆。诸穴合用，可镇惊定志、宁心安神。

操作：

①用傅氏秘灸开穴药水"打开"穴位，先开神门、心俞、巨阙、内关穴，后开通里、丘墟穴。

②将含有安神定志丸配方的秘灸药粉放置在"打开"的穴位上。

③采用傅氏秘灸特制的配方灸炷施灸，每个穴位换灸 3 次。

#### 2. 气血不足证

调理原则：补血养心，益气安神。

灸材配制：以 49 味中药为基础配方，佐以归脾汤加减配制。

选穴：神门、心俞、巨阙、内关、脾俞、胃俞、足三里。

方义：在神门、心俞、巨阙、内关的基础上加脾俞、胃俞、足三里补益气血、养心安神。

操作：

①用傅氏秘灸开穴药水"打开"穴位，先开神门、心俞、巨阙、内关穴，后开脾俞、胃俞、足三里。

②将含有归脾汤配方的秘灸药粉放置在"打开"的穴位上。

③采用傅氏秘灸特制的配方灸炷施灸，每个穴位换灸 3 次。

### 3. 阴虚火旺证

调理原则：滋阴清火，养心安神。

灸材配制：以 49 味中药为基础配方，佐以天王补心丹加减配制。

选穴：神门、心俞、巨阙、内关、厥阴俞、肾俞、太溪。

方义：在神门、心俞、巨阙、内关的基础上加厥阴俞、肾俞、太溪滋阴降火、养心安神。

操作：

①用傅氏秘灸开穴药水"打开"穴位，先开神门、心俞、巨阙、内关穴，后开厥阴俞、肾俞、太溪穴。

②将含有天王补心丹配方的秘灸药粉放置在"打开"的穴位上。

③采用傅氏秘灸特制的配方灸炷施灸，每个穴位换灸 3 次。

### 4. 水饮内停证

调理原则：振奋心阳，化气行水。

灸材配制：以 49 味中药为基础配方，佐以苓桂术甘汤加减配制。

选穴：神门、心俞、巨阙、内关、水分、关元、神阙、阴陵泉。

方义：在神门、心俞、巨阙、内关的基础上加水分、关元、神阙、阴陵泉温阳化水、振奋心阳以安神。

操作：

①用傅氏秘灸开穴药水"打开"穴位，先开神门、心俞、巨阙、内关穴，后开水分、关元、神阙、阴陵泉。

②将含有苓桂术甘汤配方的秘灸药粉放置在"打开"的穴位上。

③采用傅氏秘灸特制的配方灸炷施灸，每个穴位换灸 3 次。

### 5. 瘀血阻络证

调理原则：活血化瘀，理气通络。

灸材配制：以 49 味中药为基础配方，佐以血府逐瘀汤加减配制。

选穴：神门、心俞、巨阙、内关、膈俞。

方义：在神门、心俞、巨阙、内关的基础上加膈俞活血化瘀。

操作：

①用傅氏秘灸开穴药水"打开"穴位，先开神门、心俞、巨阙、内关穴，后开膈俞穴。

②将含有血府逐瘀汤配方的秘灸药粉放置在"打开"的穴位上。

③采用傅氏秘灸特制的配方灸炷施灸，每个穴位换灸 3 次。

**【参考】**

某些神经官能症和植物神经功能紊乱，以及各种心脏病所引起的心律失常，均可出现心悸、怔忡等症。

## 六、眩晕

**【概述】**

眩晕是目眩与头晕的总称，轻者闭目自止，重者张目即觉天旋地转，不能站立，并可伴有恶心、呕吐、出汗等症状，甚者仆倒。

**【辨证】**

**1. 肝阳上亢证**

证候：眩晕每因恼怒而增剧，急躁易怒，面红目赤，耳鸣，口苦，少寐多梦，舌苔黄，舌质红，脉弦数。

证候分析：暴怒伤肝，肝阴不足则肝阳上亢，肝阳化火，火升则面红目赤、急躁易怒；肝藏魂，魂不安舍则少寐多梦；舌苔黄、舌质红、口苦、脉弦数乃阴虚火旺所致。

**2. 气血两虚证**

证候：眩晕而兼见面色㿠白，四肢无力，心悸少寐，唇甲不华，倦怠懒言，舌质淡，脉细弱。大病或失血之后每多见此证，甚则眩晕昏倒，劳累即发。

证候分析：气血两虚，不能上营于脑，故眩晕；心主血脉，其华在面，脾司运化，主生化气血，心脾亏损，气血不足，则面色无华、唇甲色淡；血虚不能养心，则心悸少寐；气虚则体倦懒言，神疲纳减，劳累即发；舌质淡、脉细弱为气血两虚之象。

### 3. 痰浊中阻证

证候：眩晕而见头重如蒙，胸闷恶心，痰多，少食多寐，舌苔白腻，脉象濡滑。

证候分析：痰湿蒙蔽清阳则眩晕头重；痰湿停滞中焦，气机不利，故胸闷恶心；脾阳不振则少食多寐；苔白腻、脉濡滑为痰湿内阻之征。

### 4. 肾精不足证

证候：眩晕，神疲健忘，腰膝酸软，遗精耳鸣，失眠多梦。偏于阳虚者兼见四肢不温，舌质淡，脉沉细；偏于阴虚者兼见五心烦热，舌质红，脉细。

证候分析：肾精不足，不能上充于脑，故眩晕、神疲健忘。肾主骨，腰为肾之府，肾虚则腰膝酸软；肾虚精关不固，所以遗精；肾开窍于耳，肾虚则耳鸣。偏阳虚者失于温煦生寒，故四肢不温，舌质淡，脉沉细；偏阴虚者生内热，故五心烦热，舌质红，脉弦细。

### 【傅氏秘灸调理】

### 1. 肝阳上亢证

调理原则：平肝潜阳，清火息风。

灸材配制：以49味中药为基础配方，佐以天麻钩藤饮加减配制。

选穴：百会、风池、头维、太阳、悬钟、太冲、太溪。

方义：眩晕病位在脑，脑为髓之海，无论病因为何，其病机皆为髓海不宁，故治疗首选位于巅顶之百会穴，因本穴入络于脑，可清头目、止眩晕；风池、头维、太阳均位于头部，近部取穴以疏通调理头部气机；悬钟为髓之会穴，充养髓海，为止晕要穴；太冲、太溪主要针对肝阳上亢之证。诸穴配合，可滋水涵木、平肝潜阳而止眩晕。

操作：

①用傅氏秘灸开穴药水"打开"穴位，先开百会、风池、头维、太阳、悬钟穴，后开太冲、太溪穴。

②将含有天麻钩藤饮配方的秘灸药粉放置在"打开"的穴位上。

③采用傅氏秘灸特制的配方灸炷施灸，每个穴位换灸3次。

### 2. 气血两虚证

调理原则：补养气血，健运脾胃。

灸材配制：以 49 味中药为基础配方，佐以归脾汤加减配制。

选穴：百会、风池、头维、太阳、悬钟、气海、足三里。

方义：在百会、风池、头维、太阳、悬钟的基础上加气海、足三里补益气血、调理脾胃，可治疗气血两虚之眩晕。

操作：

①用傅氏秘灸开穴药水"打开"穴位，先开百会、风池、头维、太阳、悬钟穴，后开气海、足三里穴。

②将含有归脾汤配方的秘灸药粉放置在"打开"的穴位上。

③采用傅氏秘灸特制的配方灸炷施灸，每个穴位换灸 3 次。

### 3. 痰湿中阻证

调理原则：燥湿祛痰，健脾和胃。

灸材配制：以 49 味中药为基础配方，佐以半夏白术天麻汤加减配制。

选穴：百会、风池、头维、太阳、悬钟、中脘、丰隆。

方义：在百会、风池、头维、太阳、悬钟的基础上加中脘、丰隆健脾和中、除湿化痰。

操作：

①用傅氏秘灸开穴药水"打开"穴位，先开百会、风池、头维、太阳、悬钟穴，后开中脘、丰隆穴。

②将含有半夏白术天麻汤配方的秘灸药粉放置在"打开"的穴位上。

③采用傅氏秘灸特制的配方灸炷施灸，每个穴位换灸 3 次。

### 4. 肾精不足证

调理原则：偏阳虚者宜补肾助阳，偏阴虚者宜补肾滋阴。

灸材配制：以 49 味中药为基础配方，偏阴虚者佐以左归丸加减配制，偏阳虚者佐以右归丸加减配制。

选穴：百会、风池、头维、太阳、悬钟、肝俞、肾俞。

方义：在百会、风池、头维、太阳、悬钟的基础上加肝俞、肾俞滋补肝肾、培元固本。

操作：

①用傅氏秘灸开穴药水"打开"穴位，先开百会、风池、头维、太阳、悬钟穴，后开肝俞、肾俞穴。

②将含有左归丸或右归丸配方的秘灸药粉放置在"打开"的穴位上。

③采用傅氏秘灸特制的配方灸炷施灸，每个穴位换灸 3 次。

【参考】

高血压病、动脉硬化症、神经官能症、耳源性疾病和某些脑部疾病所引起的眩晕可参考本病进行调理。

## 七、痹证

【概述】

风寒湿之邪侵袭经络，气血闭阻不能畅行，引起肢体、关节等处酸、痛、麻、重及屈伸不利等症状，名为痹证。

本病在临床上较为常见，在气候寒冷、潮湿、多风的地区更为常见。病情轻者可能只在某些肢体、关节等处感到酸楚、疼痛，随天气变化而加剧。严重者疼痛、酸楚显著，关节肿大，反复发作，甚至引起关节变形，使肢体运动功能受限。

根据病因与临床症状的不同，本病可分为四种类型：以感受风邪为主，疼痛呈游走性者，称为行痹；感受寒邪为主，疼痛剧烈者，称为痛痹；感受湿邪为主，酸楚、麻木、困重者，称为着痹；发病急剧，伴有发热症状者，称为热痹。

【辨证】

1. 行痹

证候：肢体关节酸痛，部位游走不定，上下左右走窜疼痛，以腕、肘、膝、踝等处为甚，关节运动不利，或见恶寒发热，舌苔薄腻，脉多浮紧或浮缓。

证候分析：肢体关节疼痛是痹证的共同症状，是由于邪留经络而气血运行不畅所致，不通则痛；因感受风邪为主，风性善行走窜，故痛无定处；外邪侵入，正邪交争，故有恶寒发热。脉浮紧或浮缓为风邪在表，苔薄腻为风寒湿邪侵袭的初期表现。

2. 痛痹

证候：关节或肢体疼痛剧烈，势如锥刺，痛有定处，得热则减，遇寒则甚，局部不红不热，舌苔薄白，脉弦紧。

　　证候分析：因寒邪偏盛，寒为阴邪，其性收引，经脉收引使气血更为不畅，故痛甚；寒性凝滞，故痛有定处；得热则血行得通，故痛减；遇寒则血更凝滞，其痛加剧，势如锥刺；寒邪为患，故局部不红不热。脉弦紧主寒主痛，苔白为寒邪之象。

### 3. 着痹

　　证候：肌肤麻木，肢体沉重，关节酸痛，痛处多固定不移，易受阴雨天气影响而加重，苔白腻，脉濡缓。

　　证候分析：湿邪偏盛，湿性重浊，侵淫肢体关节，气血运行不畅，故见麻木、沉重、疼痛；湿性黏滞，亦为阴邪，故痛有定处；因受阴雨天气影响，气血更加郁滞，故病情加重。脉濡缓、苔白腻均为湿象。

### 4. 热痹

　　证候：关节疼痛，局部红肿，痛不可近，运动受限，可涉及一个或多个关节，兼有发热，口渴，苔黄，脉滑数。

　　证候分析：局部红肿而痛，为化热之故；关节肿胀变形，故运动受限；发热、口渴、苔黄、脉滑数均为实热之象。

### 【傅氏秘灸调理】

### 1. 行痹

　　调理原则：祛风通络，散寒利湿。

　　灸材配制：以 49 味中药为基础配方，佐以蠲痹汤加减配制。

　　选穴：阿是穴、血海。

　　方义：阿是穴是指疾病所在部位，可以是病变局部，也可以是局部的腧穴，如肘部可取曲池、尺泽、少海，腕部可取外关、阳溪、腕骨等；取血海活血调血。诸穴合用可治疗行痹。

　　操作：

　　①用傅氏秘灸开穴药水"打开"穴位，先开阿是穴，后开血海穴。

　　②将含有蠲痹汤配方的秘灸药粉放置在"打开"的穴位上。

　　③采用傅氏秘灸特制的配方灸炷施灸，每个穴位换灸 3 次。

## 2. 痛痹

调理原则：散寒止痛，祛风除湿。

灸材配制：以 49 味中药为基础配方，佐以乌头汤加减配制。

选穴：阿是穴、肾俞、关元。

方义：在阿是穴的基础上加肾俞、关元可温补阳气、驱寒外出而治疗寒痹。

操作：

①用傅氏秘灸开穴药水"打开"穴位，先开阿是穴，后开肾俞、关元穴。

②将含有乌头汤配方的秘灸药粉放置在"打开"的穴位上。

③采用傅氏秘灸特制的配方灸炷施灸，每个穴位换灸 3 次。

## 3. 着痹

调理原则：健脾燥湿，祛风散寒。

灸材配制：以 49 味中药为基础配方，佐以薏苡仁汤加减配制。

选穴：阿是穴、阴陵泉。

方义：在阿是穴的基础上加阴陵泉，可健脾除湿。

操作：

①用傅氏秘灸开穴药水"打开"穴位，先开阿是穴，后开阴陵泉穴。

②将含有薏苡仁汤配方的秘灸药粉放置在"打开"的穴位上。

③采用傅氏秘灸特制的配方灸炷施灸，每个穴位换灸 3 次。

## 4. 热痹

调理原则：清热通络，疏风化湿。

灸材配制：以 49 味中药为基础配方，佐以白虎加桂枝汤加减配制。

选穴：阿是穴、大椎。

方义：在阿是穴的基础上加大椎穴可清泻热毒而治热痹。

操作：

①用傅氏秘灸开穴药水"打开"穴位，先开阿是穴，后开大椎穴。

②将含有白虎加桂枝汤配方的秘灸药粉放置在"打开"的穴位上。

③采用傅氏秘灸特制的配方灸炷施灸，每个穴位换灸 3 次。

## 【参考】

本病可包括风湿热、风湿性关节炎、类风湿性关节炎、纤维组织炎、痛风、神经痛等。

## 八、痿证

### 【概述】

痿证是指以肢体痿弱无力，不能随意活动，或伴有肌肉萎缩为临床特征的一类病证，其以下肢痿弱较多见，故又称"痿躄"。

### 【辨证】

#### 1. 肺热熏灼证

证候：两足痿软不用，兼有发热，咳嗽，心烦，口渴，小便短赤，舌红苔黄，脉细数或滑数。

证候分析：温邪犯肺，故发热而咳；肺热伤津则心烦、口渴、小便短赤；津液灼损，筋脉失养，故肢体痿软不用。舌红苔黄、脉细数为热邪伤津之象，脉滑数主热盛。

#### 2. 湿热侵淫证

证候：两足痿软或微肿，扪之微热，身重，胸脘痞满，小便赤涩热痛，舌苔黄腻，脉濡数。

证候分析：湿热蕴蒸，侵淫筋脉，气血阻滞，故两足痿软；湿热阻滞，故身重；湿热阻于胸膈，故胸脘痞满；湿热下注则小便赤涩热痛。苔黄腻、脉濡数为湿热之象。

#### 3. 肝肾亏虚证

证候：下肢痿弱不用，兼有腰背酸软，遗精早泄，带下，头晕，目眩，舌红，脉细数。

证候分析：肝肾阴亏，精血不能濡养筋骨，故渐而成痿；腰为肾之府，肾主藏精，通于冲任，肾精不足，故腰背酸软、遗精、带下；肾阴虚、肝阳亢则头晕目眩。舌红、脉细数为肝肾阴虚之象。

### 【傅氏秘灸调理】

#### 1. 肺热熏灼证

调理原则：清热润燥，养肺生津。

灸材配制：以 49 味中药为基础配方，佐以清燥救肺汤加减配制。

选穴：伏兔、足三里、阳陵泉、腰夹脊、鱼际、肺俞。

方义：阳明经多气多血，以阳明经穴和夹脊穴为主，可疏通经络、调理气血，取"治痿独取阳明"之意；夹脊穴位于督脉之旁，又与膀胱经第一侧线背俞穴相通，可调脏腑阴阳、通行气血；阳陵泉乃筋之会，能通调诸筋；鱼际、肺俞可清肺润燥。

操作：

①用傅氏秘灸开穴药水"打开"穴位，先开伏兔、足三里、阳陵泉、腰夹脊，后开鱼际、肺俞穴。

②将含有清燥救肺汤配方的秘灸药粉放置在"打开"的穴位上。

③采用傅氏秘灸特制的配方灸炷施灸，每个穴位换灸 3 次。

**2. 湿热侵淫证**

调理原则：清热利湿。

灸材配制：以 49 味中药为基础配方，佐以二妙散加减配制。

选穴：伏兔、足三里、阳陵泉、腰夹脊、阴陵泉。

方义：在伏兔、足三里、阳陵泉、腰夹脊的基础上加阴陵泉清热利湿，可治疗湿热侵淫之痿证。

操作：

①用傅氏秘灸开穴药水"打开"穴位，先开伏兔、足三里、阳陵泉、腰夹脊，后开阴陵泉穴。

②将含有二妙散配方的秘灸药粉放置在"打开"的穴位上。

③采用傅氏秘灸特制的配方灸炷施灸，每个穴位换灸 3 次。

**3. 肝肾亏虚证**

调理原则：补益肝肾，滋阴清热。

灸材配制：以 49 味中药为基础配方，佐以虎潜丸加减配制。

选穴：伏兔、足三里、阳陵泉、腰夹脊、肝俞、肾俞。

方义：在伏兔、足三里、阳陵泉、腰夹脊的基础上加肝俞、肾俞补益肝肾、滋阴清热治痿。

操作：

①用傅氏秘灸开穴药水"打开"穴位，先开伏兔、足三里、阳陵泉、腰夹

脊，后开肝俞、肾俞穴。

②将含有虎潜丸配方的秘灸药粉放置在"打开"的穴位上。

③采用傅氏秘灸特制的配方灸炷施灸，每个穴位换灸 3 次。

【参考】

本病可见于急性脊髓炎、进行性肌萎缩、重症肌无力、多发性神经炎、小儿麻痹后遗症、周期性麻痹、癔病性瘫痪、外伤性截瘫等。

## 九、癃闭

【概述】

癃闭，又称小便不通、尿闭，是以小便量少，点滴而出，甚则闭塞不通为主症的一种病证。癃是指小便不畅，点滴而出，病势较缓者；闭是指小便欲解不能，胀急难通，病势较急者。本病的发生主要是膀胱气化不利所致。

【辨证】

1. 热积膀胱证

证候：小便量少、热赤或闭，小腹胀满特甚，口渴不欲饮，或大便不畅，舌质红苔黄，脉数。

证候分析：积热壅结于膀胱，故尿少而热、色赤，甚或闭而不通；水热互结，膀胱气化不利，故小腹胀满；津液不布，故但渴而不欲饮；舌质红苔黄、脉数，或大便不畅，均因下焦积热所致。

2. 命门火衰证

证候：小便点滴不爽，排出无力，面色㿠白，神气怯弱，腰以下冷，腰膝无力，舌质淡，脉沉细而尺弱。

证候分析：小便点滴不爽、排出无力是真阳不足而传送失职所致；面色㿠白、神气怯弱、舌淡等均为命门火衰、气化不及州都所致。

3. 经气受损证

证候：小便滴沥不畅或阻塞不能，小腹胀满隐痛，舌有瘀点，脉涩数。

证候分析：此因外伤或下腹部手术后膀胱经气受损，瘀血内阻，故小便滴沥不畅，甚则阻塞不通，小腹胀痛；舌有瘀点、脉涩为瘀血内阻之象。

## 【傅氏秘灸调理】

### 1. 热积膀胱证

调理原则：清热利尿。

灸材配制：以 49 味中药为基础配方，佐以八正散加减配制。

选穴：关元、三阴交、阴陵泉、膀胱俞、中极、行间。

方义：以足太阴脾经腧穴为主。关元、三阴交均为足三阴经交会穴，可调理肝、脾、肾，助膀胱气化；阴陵泉健脾利湿、通利小便；膀胱俞调节膀胱气化功能；中极、行间清热利湿。诸穴配合，可治疗热积膀胱之癃闭。

操作：

①用傅氏秘灸开穴药水"打开"穴位，先开关元、三阴交、阴陵泉、膀胱俞，后开中极、行间穴。

②将含有八正散配方的秘灸药粉放置在"打开"的穴位上。

③采用傅氏秘灸特制的配方灸炷施灸，每个穴位换灸 3 次。

### 2. 命门火衰证

调理原则：温养元阳。

灸材配制：以 49 味中药为基础配方，佐以济生肾气丸加减配制。

选穴：关元、三阴交、阴陵泉、膀胱俞、肾俞、太溪。

方义：在关元、三阴交、阴陵泉、膀胱俞的基础上加肾俞、太溪补肾利尿。

操作：

①用傅氏秘灸开穴药水"打开"穴位，先开关元、三阴交、阴陵泉、膀胱俞，后开肾俞、太溪穴。

②将含有济生肾气丸配方的秘灸药粉放置在"打开"的穴位上。

③采用傅氏秘灸特制的配方灸炷施灸，每个穴位换灸 3 次。

### 3. 经气受损证

调理原则：通经活络，恢复膀胱气机。

灸材配制：以 49 味中药为基础配方，佐以沉香散加减配制。

选穴：关元、三阴交、阴陵泉、膀胱俞、支沟、太冲。

方义：在关元、三阴交、阴陵泉、膀胱俞的基础上加支沟、太冲疏理气机。

操作：

①用傅氏秘灸开穴药水"打开"穴位，先开关元、三阴交、阴陵泉、膀胱

俞，后开支沟、太冲穴。

②将含有沉香散配方的秘灸药粉放置在"打开"的穴位上。

③采用傅氏秘灸特制的配方灸炷施灸，每个穴位换灸 3 次。

【参考】

本病可见于各种原因引起的尿潴留。

## 十、阳痿

【概述】

阳痿是以阴茎萎软不能勃起或勃起不坚为特征的病证，多因纵欲过度，以致命门火衰、精气空虚，或惊恐伤肾所致。

【辨证】

### 1. 命门火衰

证候：阳事不举，或举而不坚，面色㿠白，形寒肢冷，头晕目眩，精神不振，腰膝酸软，小便频数，舌淡苔白，脉沉细。如兼心脾损伤者，则有心悸胆怯、失眠等症。

证候分析：肾主生殖，开窍于二阴，肾阳不足，命门火衰，生殖机能衰退而见阳痿；阳虚不能温煦形体、振奋精神，故面色㿠白，形寒肢冷，头晕目眩，精神不振；腰为肾之府，肾虚故腰膝酸软；肾司二便，肾阳虚气化无权，故小便频数；舌淡苔白、脉沉细均为阳虚之象。如心脾受损，则气血生化之源不足，血不养心，故见心悸胆怯、失眠等。

### 2. 湿热下注

证候：阴茎萎弱不能勃起，兼见口苦或渴，小便热赤，下肢酸困，苔黄腻，脉濡数。

证候分析：前阴为宗筋之所聚，湿热下注，宗筋弛纵而痿，故见阳事不用；湿热上蒸，故口苦或渴；如湿热下注小肠，移入膀胱，则小便热赤；下肢酸困、舌苔黄腻、脉濡数均为湿热稽留之象。

【傅氏秘灸调理】

### 1. 命门火衰

调理原则：补肾壮阳。

灸材配制：以 49 味中药为基础配方，佐以右归丸加减配制。

选穴：关元、志室、三阴交、命门、肾俞。

方义：以任脉及足太阴、足少阳经穴为主。关元为足三阴经与任脉交会穴，是人体元气的根本，用以振奋肾气；志室补肾壮腰、益精填髓；三阴交为三阴经之交会穴，可益阴和阳；命门、肾俞可温补命门之火、补肾壮阳。

操作：

①用傅氏秘灸开穴药水"打开"穴位，先开关元、志室、三阴交，后开命门、肾俞穴。

②将含有右归丸配方的秘灸药粉放置在"打开"的穴位上。

③采用傅氏秘灸特制的配方灸炷施灸，每个穴位换灸 3 次。

**2. 湿热下注**

调理原则：清利湿热。

灸材配制：以 49 味中药为基础配方，佐以龙胆泻肝汤加减配制。

选穴：关元、志室、三阴交、中极、阴陵泉。

方义：在关元、志室、三阴交的基础上加中极、阴陵泉清利湿热，可治疗湿热下注型阳痿。

操作：

①用傅氏秘灸开穴药水"打开"穴位，先开关元、志室、三阴交，后开中极、阴陵泉穴。

②将含有龙胆泻肝汤配方的秘灸药粉放置在"打开"的穴位上。

③采用傅氏秘灸特制的配方灸炷施灸，每个穴位换灸 3 次。

【参考】

本病多属功能性，如性神经衰弱等。

# 十一、耳鸣、耳聋

【概述】

耳鸣、耳聋都是听觉异常的症状，耳鸣是耳内鸣响，耳聋是听力障碍，二者多由暴怒而肝胆气火上逆，或外邪侵袭，或肾气虚衰所致。

## 【辨证】

### 1. 实证

证候：暴病耳聋或耳中觉胀，鸣声不断，按之不减。肝胆风火上逆，多见面赤，口干，烦躁易怒，脉弦有力；如因外感风邪，则多见头痛，脉浮等证。

证候分析：肝胆火旺，循经上扰，故耳聋耳鸣，头痛目赤，口苦咽干；肝旺则易怒，热扰心神则烦躁；脉弦而有力属肝胆实证。风邪袭表，壅遏清窍则见耳聋、耳鸣、头痛等症；脉浮为外感风邪之征。

### 2. 虚证

证候：久病耳聋，或耳鸣时作时止，劳则加剧，按之鸣减，腰酸，遗精，带下，脉细弱等证。

证候分析：肾虚，精气不能上充清窍，故聋、耳鸣、头昏；腰为肾之府，肾虚则腰酸；肾气不固，或阴虚火旺扰动精室，则遗精；肾失收摄，带脉不固，则带下不止。脉细弱为虚证征象。

## 【傅氏秘灸调理】

### 1. 实证

调理原则：清肝泻火　活血通窍。

灸材配制：以 49 味中药为基础配方，实证佐以"丹栀逍遥散"加减配制。

选穴：翳风、听会、中渚、侠溪、太冲、行间。

方义：翳风、中渚为手少阳三焦经腧穴，听会、侠溪为足少阳胆经腧穴，少阳经脉入耳，故取之可疏导少阳之经气；太冲、行间清肝泻火。诸穴配合可治实证之耳聋耳鸣。

操作：

①用傅氏秘灸开穴药水"打开"穴位，先开翳风、听会、中渚、侠溪穴，后开太冲、行间穴。

②将含有丹栀逍遥散配方的秘灸药粉放置在"打开"的穴位上。

③采用傅氏秘灸特制的配方灸炷施灸，每个穴位换灸 3 次。

### 2. 虚证

调理原则：补益肾气，通窍益聪。

灸材配制：以 49 味中药为基础配方，佐以"肾气丸方药"加减配制。

选穴：翳风、听会、中渚、侠溪、肾俞、太溪、关元。

方义：在翳风、中渚、听会、侠溪的基础上加肾俞、太溪、关元补益肾气，通窍益聪。

操作：

①用傅氏秘灸开穴药水"打开"穴位，先开翳风、听会、中渚、侠溪穴，后开肾俞、太溪、关元穴。

②将含有丹栀逍遥散配方的秘灸药粉放置在"打开"的穴位上。

③采用傅氏秘灸特制的配方灸炷施灸，每个穴位换灸3次。

【参考】

耳鸣、耳聋系多种原因引起。在针灸临床中，以神经性耳鸣、耳聋为多见。